Sharon Loeschen & Gundolf Strehl

**Der Satir-Prozess**

Praktische Fertigkeiten für Therapeuten

Ausführliche Informationen zu jedem unserer lieferbaren und geplanten Bücher finden Sie im Internet unter www.junfermann.de. Dort können Sie auch unseren kostenlosen Mail-**Newsletter** abonnieren und sicherstellen, dass Sie alles Wissenswerte über das **JUNFERMANN**-Programm regelmäßig und aktuell erfahren.

Besuchen Sie auch unsere e-Publishing-Plattform www.active-books.de – sämtliche angebotenen Titel jetzt kostenlos!

**Sharon Loeschen & Gundolf Strehl**

# Der Satir-Prozess

## Praktische Fertigkeiten für Therapeuten

Aus dem Amerikanischen von Gundolf Strehl

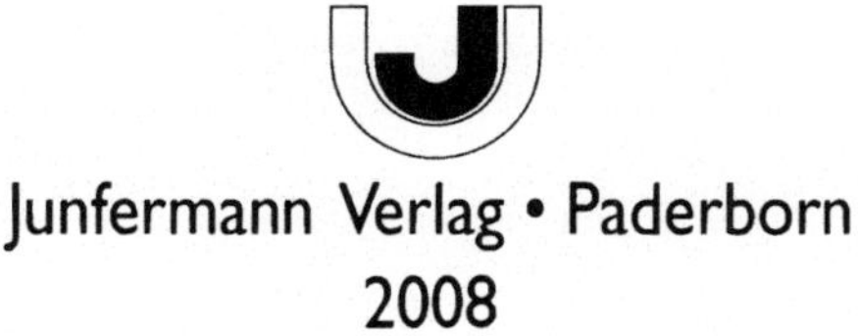

Junfermann Verlag • Paderborn
2008

Originaltitel: The Satir Process. Practical Skills for Therapists
Übersetzung: Gundolf Strehl


Coverentwurf/Reihengestaltung Christian Tschepp



Satz: etherial.de – Peter Marwitz, Kiel

**Bibliografische Information der Deutschen Bibliothek**
Die Deutsche Bibliothek verzeichnet diese Publikation in der Deutschen Nationalbibliografie; detaillierte bibliografische Daten sind im Internet über http://dnb.ddb.de abrufbar.

ISBN 978-3-87387-687-3

# Inhalt


Vorwort zur deutschen Ausgabe ........ 7
Vorwort der Originalausgabe ........ 9
Dank ........ 10

**Satirs Philosophie** ........ 13
**Virginia Satirs therapeutischer Prozess im Überblick** ........ 19
**Die einzelnen Prozessphasen** ........ 25
**Phase 1: Kontakt aufnehmen** ........ 25
Kontakt herstellen ........ 26
Begleiten ........ 27
Spiegeln ........ 28
Beobachten ........ 29

**Phase 2: Wertschätzung** ........ 31
Würdigen ........ 32
Versichern ........ 33
Bestätigen ........ 34
Hervorheben der Individualität ........ 35
Hoffnung erzeugen ........ 36
Reflektieren ........ 37
(Ab-)klären ........ 38
Übersetzen ........ 39

**Phase 3: Bewusstsein erzeugen** ........ 41
Informationen sammeln ........ 43
Pendeln ........ 46
Unterrichten ........ 47
Zirkuläres Fragen ........ 48
Vom Problem zum Prozess wechseln ........ 50
Dysfunktionale Prozesse identifizieren ........ 52
Arbeit mit Skulpturen ........ 53
Erforschen ........ 58

**Phase 4: Akzeptanz herstellen** ... 68
Normalisieren ... 69
Bezug zur Person herstellen ... 70
Brücken schlagen ... 71
Reframing ... 73
Einen Vertrag abschließen ... 74

**Phase 5: Veränderungen herbeiführen** ... 76
Unterbrechen ... 77
Herausfordern/Anzweifeln ... 78
Spezifizieren ... 79
Vorbild sein ... 80
Regeln brechen ... 81
Führen ... 82
Dialoge aktivieren ... 83
Das Beschuldigen beenden ... 84
Unterscheiden ... 89

**Phase 6: Veränderungen verankern** ... 91
Verstärken ... 92
Verankern ... 93
Imagination ... 94

**Fallbeispiel** ... 95
**Interview Connirae Andreas – Linda** ... 103
**Zusammenfassung** ... 106

Anhang 1 – Hilfe zur Ermittlung von Familienregeln ... 110
Anhang 2 – Paarfragebogen zur Erhebung der Familiengeschichte ... 112
Anhang 3 – Gebräuchliche dysfunktionale Glaubenssätze ... 114
Anhang 4 – Weit verbreitete Sehnsüchte ... 116
Literatur ... 117
Über die Autoren ... 118
Stichwortregister ... 119

# Vorwort zur deutschen Ausgabe

Aufgrund der überaus charismatischen Persönlichkeit seiner Begründerin gilt das Therapiekonzept von Virginia Satir vielen als nicht erlernbar. Obwohl die „Mutter der Familientherapie", wie sie oft genannt wird, selbst an Ausbildungsgängen arbeitete und zahlreiche Bücher veröffentlichte, hat sich bisher keine nach ihr benannte therapeutische Schule entwickelt. Viele der einzelnen Elemente, wie z.B. der Eisberg, die Arbeit mit der Familienskulptur oder das Aufdecken negativer Glaubenssätze sind in anderen therapeutischen Richtungen aufgegangen oder wurden, wie beim Neurolinguistischen Programmieren (NLP), zu einem eigenständigen Ansatz weiterentwickelt. Dies liegt zum Teil sicherlich an Satirs Konzept selbst: Fern davon, ein starres System zu doktrinieren, begriff sie Therapie als offenen Prozess, in dessen Verlauf sowohl Klient als auch Therapeut immer wieder überprüfen sollten, was jeweils für sie persönlich stimmt. Dennoch ist es schade, dass der ureigene Ansatz von Virginia Satir – denjenigen, die sie gekannt haben, scheint er einzigartig – durch die vielen verschiedenen therapeutischen Richtungen verloren zu gehen droht. Es war schließlich Satirs ausdrücklicher Wunsch, ihr Therapiekonzept in die Welt hinauszutragen und dabei über die Heilung der Familie auch zur Heilung der Welt beizutragen: „Healing the familiy we heal the world."

Aus diesem Anlass – ihren, auf universellen Prinzipien basierenden Ansatz in die Welt hinauszutragen – gründete sie 1977 *Avanta – The Virginia Satir Network.* Ihr Wunsch nach weltweiter Ausbreitung scheint sich immerhin erfüllt zu haben: Avanta ist in den vergangenen 30 Jahren zu einem internationalen Netzwerk mit Ausbildungsinstituten auf fast allen Kontinenten herangewachsen, sodass die Mitglieder das Netzwerk 2007 in The Virginia Satir Global Network umbenannten.

Auf einer der jährlich von Avanta organisierten Tagungen, an der ich dank eines großzügigen Stipendiums als frischgebackener Diplompsychologe teilnehmen konnte, lernte ich Sharon Loeschen kennen. Sie ist an der University of California in Long Beach als Dozentin und in einer privaten Praxis als Therapeutin tätig. Sie selbst hat die therapeutische Arbeit von Virginia Satir, u.a. in mehreren der berühmten Ein-Monats-Trainings, von der Pike auf gelernt und ist bis zu ihrem Tod 1988 enge Weggefährtin Virginias gewesen. Zusammen mit Margarita M. Suarez (bis 2007 Executive Director von Avanta) stellte sie in Toronto das von beiden gemeinsam entwickelte Trainingsprogramm *Enriching your relationship with yourself and others* vor. Dieses Training, das durch seine paradoxe Verschränkung von Einfachheit und Komplexität besticht (und für das ich bisher leider keine geeignete deutsche Übersetzung gefunden habe) basiert auf dem von Sharon Loeschen 2002 veröffentlichten Buch *The Satir Process*. Dieses Buch bietet den Schlüssel für ein tieferes Verständnis dessen, was während des therapeutischen Arbeitens nach Virginia Satir zwischen Therapeut und Klient (bzw. zwischen einzelnen Mitgliedern eines Systems) geschieht und erläutert, wie dieser Prozess im Sinne von Satir gestaltet werden kann.

Sharon Loeschen identifizierte sechs unterschiedliche Phasen des therapeutischen Prozesses, denen sie unterschiedliche Gesprächs- und therapeutische Techniken zuweist. Das hieraus abgeleitete Kreis-Modell gleicht einem Mandala, das zur Verankerung der einzelnen Phasen im Unbewussten des Therapeuten dient und somit ein flexibles, situationsabhängiges und klienentzentriertes, vor allem aber ein intuitives Arbeiten ermöglicht.

Zum besseren Verständnis der theoretischen Ausführungen sind den einzelnen Techniken transkribierte Beispiele aus Videomitschnitten der therapeutischen Arbeit von Virginia Satir beigefügt. Am Ende des Buches finden sich Fragebögen, die vor allem Anfängern und Anfängerinnen ein stabiles Rüstzeug zur Ermittlung von Familienregeln und Glaubenssätzen zur Verfügung stellen sowie das Transkript einer von Satir durchgeführten Intervention, dem – zur Vertiefung – die unterschiedlichen Phasen und Gesprächstechniken zugeordnet sind.

Die vorliegende Übersetzung ins Deutsche ist aus der intensiven Zusammenarbeit mit Sharon Loeschen in zahlreichen Diskussionen und gemeinsamen Trainings entstanden. Sie ist gegenüber dem Original verändert und erweitert worden und ist somit ein Beispiel für den immerwährenden Prozess kreativen und therapeutischen Arbeitens, den die Arbeit von Virginia Satir ausmacht und auszeichnet.

Ich wünsche Ihnen, liebe Leserin und lieber Leser, viel Spaß beim Lesen, Ausprobieren, Integrieren und Anpassen der Techniken. Das Übersetzen, Schreiben, Verwerfen und Neuschreiben hat mir sehr viel Freude bereitet und ich hoffe, dass von dieser Freude einiges bei Ihnen ankommt!

*Gundolf Strehl*
Berlin & Vechta, 2008

# Vorwort der Originalausgabe

Das vorliegende Buch (erstmals veröffentlicht als *The Magic of Satir*) stellt mein Verständnis der Philosophie und der Arbeit von Virginia Satir dar. Ich hoffe, dass es dem Leser hilft, den therapeutischen Prozess besser zu verstehen und es ihm schließlich möglich ist, das Material in sein Arbeiten zu integrieren, wo und wie auch immer es passen möge.

Viele Menschen sind der Meinung, dass das, was Virginia Satir getan hat, sehr viel mit ihrer Persönlichkeit zu tun hatte und von daher nicht übertragbar auf andere sei. Ich erkenne in Virginia Satirs Arbeit jedoch eine Universalität, sodass ihr Prozess von allen gelernt bzw. angewendet werden kann. Virginia Satir erkannte die Universalität von Gefühlen und den Prozess der Veränderung und integrierte beides konsequent in ihre Arbeit.

Dieser Universalität setzt sie das tiefe Verständnis der Einzigartigkeit jedes Menschen und das Bedürfnis nach Achtung und Unterschiedlichkeit entgegen.

Im Sinne dieses Verständnisses für unser allgemeines Menschsein und der Verschiedenheit eines jeden, lade ich Sie mit den Worten Virginia Satirs ein, von dieser Arbeit zu „probieren“, an ihr zu „kauen“ und nur das zu „schlucken“, was für Sie wirklich passt.

*Sharon Loeschen*
Long Beach, California, 2002

# Dank

***Sharon Loeschen:***
Folgenden Menschen bin ich für ihren besonderen Beitrag zum Entstehen dieses Buches sehr dankbar:

- Johanna Schwab, deren Expertise und Einsichten unschätzbar waren;
- John Banmen, der für die erste Fassung wichtige Beiträge lieferte; zudem war er im *Modul II* des Satir-Trainings einer meiner Trainer;
- Jane Gerber und Maria Gomori, meinen beiden anderen Lehrerinnen in *Modul II*;
- Becky Thorn, die mich unterstützte und geduldig meine vielen Überarbeitungen las;
- Pat Case, die so enthusiastisch bezüglich dieser Arbeit war;
- Joan Howard, die mich dazu ermutigte, meinen Originaltext zu ergänzen;
- Casey Perriman, die mich anspornte und die mir immer wieder versicherte, dass diese Arbeit von großem Wert sei;
- Michelle Baldwin, Jim Bitter und Anne Nerin, meinen Trainern für *Process Community IV* des Satir-Trainings;
- Phil Reichline, der mir seine Videos von Virginia Satir ausgeliehen hat;
- John Baird, der die Idee zum Titel des Buches lieferte;
- Jackie Schwartz, die das wundervolle Foto von Virginia Satir machte, das das Cover [der amerikanischen Originalausgabe] des Buches ziert;
- Susan Green LoNigro, für das Design [der amerikanischen Originalausgabe] des Buches und
- Sharon Olson, für ihre professionelle Arbeit beim Formatieren und Editieren, die sie so heiter erledigte.

***Gundolf Strehl:***
Ich danke Sharon Loeschen für die Entwicklung des Modells und für ihre Großzügigkeit, mich die vielen Veränderungen an ihrem Buch vornehmen zu lassen und für ihren Wunsch, mich als Co-Autor der deutschen Fassung zu nennen.

Ich danke dem Junfermann Verlag und insbesondere Frau Heike Carstensen für die sehr gute und professionelle Zusammenarbeit im Rahmen der Veröffentlichung dieses Buches. Auch möchte ich der Präsidentin und den zuständigen Vorstandsmitgliedern von *The Virginia Satir Global Network*, Jean McLendon, Eileen Strider, Maureen Graves und John Banmen, für ihr Mitwirken an dieser deutschen Ausgabe danken, insbesondere was die Klärung rechtlicher und vertraglicher Fragen betrifft. Auch wenn es einige Kraft gekostet hat, so war es der Mühe wert. Ich danke Susanne Thiemann für ihre Hilfe, ihre Erfahrung und ihren kritischen Blick bei der Durchsicht des Manuskriptes.

Auch wenn ich sie persönlich nicht kennen lernen konnte, so möchte ich an dieser Stelle auch Virginia Satir danken, für ihre Arbeit und den Mut, in einer Zeit ihren Weg zu gehen, als es für Frauen sehr viel schwieriger war als heute. Und dafür, dass sie so viel Liebe in die Familien dieser Welt getragen hat. Ohne ihren Mut und ihre Entschlossenheit gäbe es dieses Buch nicht.

Ich danke Sharon Loeschen, Margarita M. Suarez und Maureen Graves, meinen wichtigsten Lehrerinnen auf dem Satir-Weg, für die wunderbare Art und ihre Begeisterung, mir die Arbeit von Virginia Satir näher zu bringen.

Ich danke meiner Familie für ihre Liebe und dafür, dass ich erfahren durfte und immer noch erfahren darf, was es bedeutet, in einer Familie groß geworden zu sein, wie Familiensystem funktioniert und dass eine Veränderung und damit auch Entwicklung möglich ist, immer.

Mein ganz besonderer Dank geht an meine Frau Susanne für ihre Liebe, ihre Wertschätzung, ihre Achtung und ihre Bereitschaft, immer wieder aufs Neue einen gemeinsamen Weg zu suchen, auf dem wir beide wachsen können.

# Satirs Philosophie

Grundlegend für Virginia Satirs Arbeit sind ihr Menschenbild und ihre Philosophie. Sie bilden die Basis für das Verständnis und ermöglichen gleichzeitig eine erste Annäherung an den therapeutischen Prozess von Virginia Satir. Teile dieser Philosophie, vor allem deren Leitgedanken, kristallisierten sich für die Autorin in ihrer langjährigen praktischen Erfahrung mit den Techniken und den Modellen Virginia Satirs heraus. Die Grundkonzepte dieser Philosophie werden im Nachfolgenden näher erläutert.

## Die Stärkung des Selbstwertes ist die Grundlage für die Entwicklung kongruenten Verhaltens

Virginia Satir sah jeden Menschen als Manifestation einer universellen Lebensenergie und daher als etwas Besonderes und in letzter Konsequenz als Teil von etwas Göttlichem. Sie war davon überzeugt, dass jeder Mensch ein Wunder und es wert ist, geliebt zu werden. Sich selbst beschrieb sie als jemanden, der versucht, hinter das sichtbare Verhalten der Menschen zu blicken, um sich mit dem Kern – oder, wie sie es nannte, dem „reinen Geist" – zu verbinden. Diesen galt es an die Oberfläche zu holen und somit das wahre Wesen eines jeden Menschen zum Vorschein zu bringen. Sie sah es als die Aufgabe eines Therapeuten an, den Menschen zu helfen, „ein Leuchten in den Augen zu bekommen" und tief in sich ihren eigenen Wert zu spüren.

Für Satir sind Menschen Wesen mit vielen inneren Ressourcen. Diese Ressourcen sind z.B. die Fähigkeit, sich etwas vorzustellen, etwas zu erschaffen, etwas zu entdecken, etwas wahrzunehmen, zu fühlen, auszudrücken, zu wählen, couragiert oder weise zu sein. Werden diese Ressourcen angezapft, können sie dazu beitragen, den Selbstwert eines Menschen zu stärken. Andererseits glaubte sie, dass diese Ressourcen zu einem kleineren oder auch größeren Teil durch familiäre und gesellschaftliche Regeln blockiert sind und es so zu einer negativen Sinngebung von Selbstwert kommen kann. Wenn diese Ressourcen nicht frei verfügbar sind, ist es den Menschen nur schwer möglich, Zugang zu ihrem inneren Kern oder eigentlichen Wesen zu erhalten. Für Virginia Satir ist daher die Entwicklung des Selbstwertes eines Menschen einer der wichtigsten Faktoren in der therapeutischen Arbeit. Über den Selbstwert werden das eigene Verhalten und die Wahrnehmung von Welt gesteuert und gestaltet.

### Förderung ist eine wichtige Voraussetzung für Wachstum

Virginia Satir verglich das innere Wachstum eines Menschen mit dem einer Pflanze. Die Grundvoraussetzung für Wachstum ist immer eine nährende Umgebung. Diese gilt es zu schaffen. Sie war der Ansicht, dass sich schädliches (den Selbstwert schwächendes) oder krankmachendes Verhalten auf ganz natürliche Weise selbst auflösen würde, wenn die innere Kraft und die Ressourcen gefördert und gestärkt würden.

Eine fördernde Umgebung ist in diesem Sinne ein Umfeld, in dem Menschen Wertschätzung erfahren und in dem sie sich wohl, sicher und geborgen fühlen. Genauso wie „eine Bohnenpflanze nicht groß werden kann, indem man an ihr zieht“, kann auch ein Mensch nur durch Akzeptanz, Wertschätzung und Förderung wachsen.

Förderung bedeutet zunächst, Respekt und Achtung für jeden Menschen zu vermitteln. Das Wunder des Lebens besteht darin, dass jeder Mensch einzigartig ist; es gibt keine zwei Menschen auf der Erde, die einander vollständig gleichen. Förderung meint aber auch die Vermittlung dessen, dass alle Menschen gleich viel wert sind, unabhängig von ihrem Alter, Geschlecht, ihrer Rasse, Position oder dem Grad ihrer Intelligenz. Virginia Satir pflegte in diesem Zusammenhang gerne zu sagen: „Alle Menschen haben dieselben Gefühle, egal ob sie zwei Jahre alt sind oder 92!“

### Bewusstheit ist der erste Schritt zur Veränderung

Virginia Satir glaubte, dass der Selbstwert durch einen blockierten Zugang zum Selbst verringert wird. Sie war deshalb davon überzeugt, dass der erste Schritt für eine Veränderung der ist, Menschen zu helfen, mit sich selbst wieder in Kontakt zu kommen. Dies ist nur durch das Schaffen von Bewusstheit möglich. Folgende Regeln können beispielsweise den Zugang zum Selbst blockieren: „Nicht fühlen zu dürfen, was man fühlt, nicht sehen zu dürfen, was ist“ und „nicht nach Dingen zu fragen, die man braucht“. Durch neu geschaffene Bewusstheit wird die in der Blockierung gebundene Energie freigesetzt. Mithilfe dieser Energie kann es zu Veränderung und folglich auch zu Wachstum kommen. Die Aufgabe des Therapeuten besteht darin, Menschen zu dieser Bewusstheit zu führen und somit Veränderungen und Wachstum zu ermöglichen und einzuleiten.

## Die Akzeptanz sowohl der eigenen Person als auch anderer ist entscheidend für den Heilungs- bzw. Entwicklungsprozess

Damit Veränderung überhaupt stattfinden kann, sind die Akzeptanz und das Gewahrsein des Selbst Voraussetzung. Nichtakzeptanz bindet Energie, die fehlt, um eine Veränderung zuzulassen. Die Veränderung der eigenen Defizite und Unzulänglichkeiten setzt paradoxerweise gerade deren Akzeptanz – und somit letztendlich die Akzeptanz des Menschseins – voraus. Erst wenn man seine Defizite annehmen kann, wird die gebundene Energie freigesetzt und eine Veränderung kann beginnen.

Erst die Akzeptanz aller Teile des Selbst war für Virginia Satir die Grundlage einer Ganzheit bzw. Ganzwerdung der Person. Sie glaubte, dass jeder Teil eines Menschen – auch die gesellschaftlich wenig oder nicht akzeptierten, wie z.B. Unehrlichkeit, Gemeinheit und Gier – im Kern über notwendige Lebensenergie verfügt. Ein Ziel in ihrer Arbeit war deshalb, Menschen einen Weg finden zu lassen, ihre verschiedenen Anteile zu akzeptieren, mit diesen zu leben und sich deren Energie zu Nutze zu machen.

Die Art und Weise, wie Menschen miteinander kommunizieren, reflektierte für Virginia Satir die Akzeptanz für die eigene Person und für andere Menschen. Die Kommunikation mit anderen ist nur ein Abbild dessen, wie jemand mit sich selbst kommuniziert und umgeht. Erst eine akzeptierende und fördernde Art und Weise, mit sich selbst zu kommunizieren, drückt die wirkliche Akzeptanz des eigenen Selbst aus. Die Akzeptanz anderer zeigt sich in der Wertschätzung und in der gemeinsamen Übereinkunft des Menschseins. Virginia Satir war davon überzeugt, dass sich mit der Akzeptanz der eigenen Person und mit der Akzeptanz anderer auseinanderzusetzen wohl die wichtigste persönliche Arbeit sei, die ein Therapeut an sich selbst zu leisten habe. Durch diese Arbeit werde der Therapeut „kongruenter" und „vollständiger".

Akzeptanz anderer bedeutete, hinter dem aktuellen Verhalten anderer Menschen, egal wie furchtbar dies auch erscheinen mag, die positiven Intentionen zu sehen. Im therapeutischen Prozess war Satirs Annäherung daher auch durch eine nicht bewertende und nicht verurteilende Haltung gekennzeichnet. Beim Heilungsprozess von nicht intakten Beziehungen versuchte sie den Menschen zu helfen, über das Beschuldigen hinauszugehen. Oft genug hatte sie mitbekommen, wie sehr sich Menschen in durch gegenseitige Schuldzuweisungen hervorgerufene Schmerzen verstricken können. Verlassen sie jedoch den Kreislauf des gegenseitigen Beschuldigens, entsteht ein Raum für die Akzeptanz des anderen.

Satirs wertungsfreie Haltung in der Annäherung basierte auf der Überzeugung, dass niemals ein einzelner Mensch, ein Ereignis oder Faktor alleinige Ursache für Schwierigkeiten in der menschlichen Kommunikation und in Beziehungen waren. Sie sah Probleme oder Schwierigkeiten als multikausal an: Jedes Mitglied in einem System übt einen Einfluss aus und wird dabei gleichzeitig von jedem anderen Mitglied und von der Situation beeinflusst.

## Veränderung ist immer möglich

Virginia Satir war der Auffassung, dass der Großteil unseres Verhaltens angelernt sei. Unter dieser Voraussetzung, so schloss sie, ist auch kongruentes Verhalten erlernbar und kann somit den Platz von früher gelerntem Verhalten einnehmen. Zum kongruenten Verhalten gehört eine sich selbst akzeptierende Grundhaltung.

Menschen begeben sich in Therapie, weil sie den Wunsch nach Veränderung spüren, auch wenn sich Widerstände im Laufe des therapeutischen Prozesses zeigen. Virginia Satir sah Widerstände als einen natürlichen Schutzmechanismus an: Es ist weniger bedrohlich, mit einem bekannten Verhaltensmuster zu leben, als das Risiko des Unbekannten einzugehen. Satir akzeptierte die Widerstände ihrer Klienten und verband sich gleichzeitig mit den Persönlichkeitsanteilen, die eine Veränderung wollten, wodurch sie diese stärkte. Als eine der Hauptaufgaben eines Therapeuten sah sie es in diesem Zusammenhang an, Menschen ihre Möglichkeiten und insbesondere ihre Wahlmöglichkeiten zu eröffnen und bewusst zu machen. Aus diesem Bewusstsein heraus erwächst Hoffnung und daraus wiederum die Kraft, etwas zu verändern. Schließlich wird die notwendige Energie für Veränderung und Wachstum freigesetzt.

Veränderung verläuft in fünf Schritten bzw. Stufen:

**Stufe 1 – Status quo:** Der Status quo ist das Ausgangstadium. Es entsteht ein Bewusstsein dafür, dass Veränderung notwendig ist. Das Bedürfnis, Vertrautes und Bekanntes aufrechtzuerhalten, ist jedoch noch größer als das Streben nach Veränderung. Daher können in diesem Stadium noch keine Schritte in Richtung einer möglichen Veränderung unternommen werden. Auch wenn er noch so unbefriedigend ist, wird der Status quo aufrechterhalten.

**Stufe 2 – unbekanntes Element:** Auf dieser Stufe kommt es zu einer Konfrontation bzw. Berührung mit einem unbekannten und in aller Regel unerwarteten Element. Dabei kann es sich um ein Ereignis handeln, aber auch um eine Person, z.B. einen Therapeuten, die neu in das System hineinkommt. Das etablierte Gleichgewicht und die dahinterliegende Dynamik geraten infolge dieses Ereignisses ins Ungleichgewicht.

**Stufe 3 – Chaos:** Wenn das System durch ein unbekanntes Element aus dem Gleichgewicht gebracht worden ist, fühlen sich die Menschen häufig ihrer Kontrollmöglichkeiten beraubt, verängstigt und hilflos. Auf sehr extreme Veränderungen reagieren sie z.T. sogar mit Krankheit. Durch das bis dato unbekannte Element ist ihnen bewusst geworden, dass die bekannte Art und Weise, mit einem Problem umzugehen, nicht mehr funktioniert. Gleichzeitig haben sie Angst vor dem Neuen und noch Unbekannten. Auf dieser Stufe wird zwischen dem Zurückfallen in alte, vertraute und gut gelernte Verhaltensweisen und der derzeit nicht abschätzbaren möglichen Gefahr des neuen Weges, des Lernens abgewogen. Vom Therapeuten wird nun sehr viel Klarheit, Kongruenz und Führung verlangt. Er muss sich deutlich mit den Persönlichkeitsanteilen verbinden, die eine Veränderung wollen, jedoch noch nicht stark genug sind, sich gegen die alten, bekannten und internalisierten Muster und die mit ihnen verbundenen Persönlichkeitsteile durchzusetzen.

**Stufe 4 – Integration von etwas Neuem:** Wenn die Ebene des Chaos durchschritten ist, öffnen sich die Menschen für neue Ideen, Gedanken und Vorschläge. Auf dieser Stufe können neue Verhaltensweisen angenommen und schließlich auch integriert werden. In aller Regel entsteht ein Gefühl des Vertrauens in die eigenen Stärken und Möglichkeiten. Dazu ist es allerdings notwendig, dass das System vollständig Stufe 3, den Zustand des Chaos, durchläuft. Erst dann kann auch etwas Neues integriert werden.

**Stufe 5 – Übung:** In diesem letzten Stadium wird die auf den vorhergehenden Stufen angenommene Veränderung verstärkt, damit sie ein fester Bestandteil des Verhaltensrepertoires werden kann. Erst wenn dies geschehen ist, ist auch ein vorläufiger Schlusspunkt erreicht. Gleichzeitig stellt diese Stufe die Überleitung zu einem neuen Status quo dar, also einem Zustand vorläufiger Zufriedenheit.

Im nachfolgenden Diagramm auf der nächsten Seite sind die fünf Stufen des Prozesses der Veränderung dargestellt.

Virginia Satir war davon überzeugt, dass es für den Therapeuten sehr wichtig ist, die Universalität des Veränderungsprozesses zu verstehen und zu verinnerlichen. Nur so kann er einen Klienten kongruent durch diesen Prozess begleiten und führen.

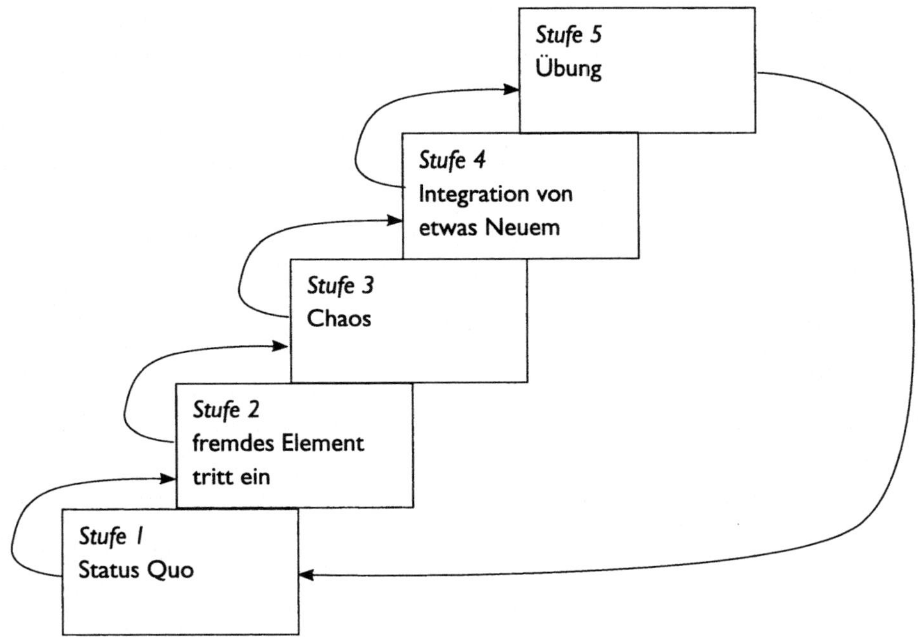


Für Satir war der Prozess der Veränderung eine immer wieder zu durchlaufende Endlosschleife. Ein Verständnis dieses Prozesses kann einem Menschen helfen, leichter durch die Angst im Stadium des Chaos (Stufe 3) zu gehen. Er kann sich sogar über den Schmerz freuen, weiß er doch, dass dieser zu mehr Wachstum führt und auch dazu, dass ein weiterer Teil integriert wird. Satir sagte in diesem Zusammenhang oft: „Es gibt keine Heilung, es gibt nur Entwicklung."

# Virginia Satirs therapeutischer Prozess im Überblick

Virginia Satirs therapeutisches Vorgehen ist durch ein am Prozess orientiertes Arbeiten gekennzeichnet. Sie bediente sich dabei in jedem Moment aller ihr zur Verfügung stehenden Techniken bzw. wählte die jeweils sinnvollste und ihrer Meinung nach effektivste Technik aus. Durch die Arbeit am Prozess war ihr Vorgehen individuell und situationsabhängig sehr verschieden und unterlag stets einer ganz eigenen Dynamik. Satirs Ansatz kann daher auch als *organisch* bezeichnet werden. Geleitet vom Prozess hat sie sich von den verschiedensten Techniken inspirieren lassen, um zu einer Lösung für den Klienten zu kommen.

Satirs therapeutisches Vorgehen lässt sich als *zirkuläres Modell* begreifen. Der Prozess in der Arbeit kann in sechs Phasen unterteilt werden. Diesen einzelnen Phasen können wiederum die verschiedenen Techniken, die Virginia Satir in ihrer Arbeit angewandt hat, zugeordnet werden. Die einzelnen Phasen als auch die Techniken stehen einerseits in reflexiver Verbindung zu Virginia Satirs Philosophie und andererseits zu ihrem Verständnis der Universalität des Veränderungsprozesses. In diesem Kapitel soll zunächst ein erster grober Überblick über das Modell gegeben werden.

Während der ersten zwei Phasen des Prozesses werden der Selbstwert gestärkt und ein Verständnis für die eigene Individualität erzeugt. Dies hilft den Menschen, die notwendige Kraft zu entwickeln und den Mut aufzubringen, das Vertraute – den Status Quo – zu verlassen (Phase 1 + 2). In den daran anschließenden zwei Phasen wird zunächst ein Bewusstsein für das eigene Selbst und dessen Besonderheit bzw. Einzigartigkeit geschaffen. Daran anschließend wird an der Akzeptanz gegenüber der eigenen Person sowie der für andere Menschen gearbeitet (Phase 3 + 4). Von dort aus können dann die notwendigen Schritte für eine Veränderung eingeleitet werden (Phase 5). Zum Abschluss werden die vollzogenen Veränderungen durch praktische Übungen verstärkt und in aktuelle Handlungen integriert (Phase 6).

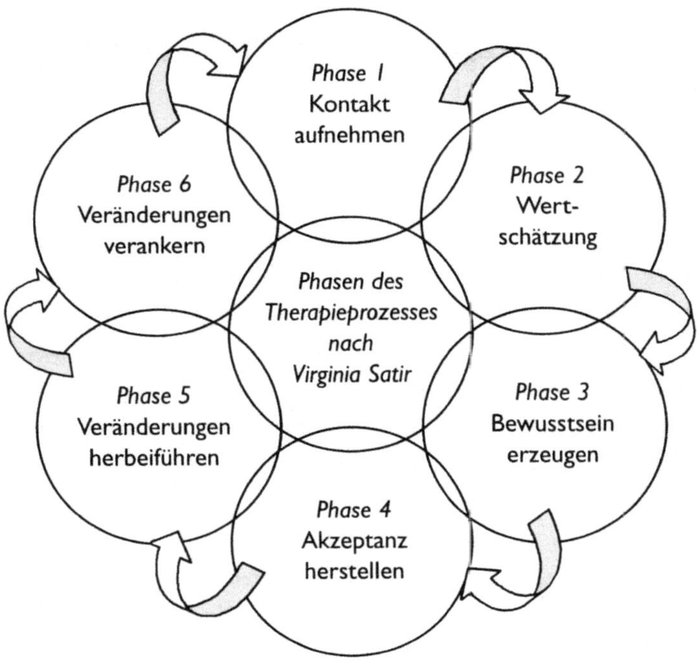


**Phase 1: Kontakt aufnehmen**

In der ersten Phase geht es darum, Kontakt zu dem Menschen aufzunehmen, mit dem gearbeitet werden soll, bzw. zu dem System. Während dieser Phase wird jede einzelne Person des Systems verbal in ihrer Einzigartigkeit bestärkt und ihre Besonderheiten werden wahrgenommen und benannt. Der Therapeut baut die Verbindung auch darüber auf, dass er den Klienten körperlich berührt. Im Rahmen dieser Kontaktaufnahme lernen die Mitglieder eines Systems bereits etwas über die Wertschätzung und Achtung im Kontakt, da der Therapeut bereits hier als Modell für kongruentes Verhalten fungiert.

**Phase 2: Wertschätzung**

In der zweiten Phase steht die Stärkung des Selbstwertes im Vordergrund. Indem vermittelt wird, dass jeder ein einzigartiges Individuum ist und somit auch einen besonderen Wert hat, wird innerhalb des Systems eine positive Atmosphäre geschaffen. Alle bisherigen Anstrengungen, das Problem, dessentwegen nun Hilfe eingefordert wird, zu bewältigen, können beispielsweise an dieser Stelle gewürdigt werden. Dies nimmt dem Einzelnen bzw. dem gesamten System das Gefühl der Schuld und führt so zu einer Entlastung. Auch wenn der Therapeut seine Gedanken und Gefühle zu einem Thema an den Klienten weitergibt, vermittelt er hierüber Wertschätzung. Bereits in dieser Phase weckt der Therapeut die Hoffnung, dass eine Veränderung möglich ist. Aus all diesen Komponenten geht der Klient bzw. gehen die Mitglieder des Systems mit einem gestärkten Selbstwert heraus und sind bereit, den nächsten Schritt zu unternehmen.

**Phase 3: Bewusstsein erzeugen**

Liegt in den ersten beiden Phasen der Fokus auf den Einzelpersonen innerhalb eines Systems, so wird dieser in der dritten Phase etwas verschoben: Die anderen treten in das Wahrnehmungsfeld ein. Es geht nicht allein darum, ein Bewusstsein für sich selbst zu entwickeln, sondern auch um die Wahrnehmung der anderen. Über einen Zugang zu den Gefühlen, den Glaubenssätzen und den Coping-Strategien werden sich die Mitglieder des Systems ihrer selbst mehr bewusst. Gleichzeitig wird jedem Einzelnen vermittelt, dass seine persönliche Wahrnehmung nur eine von vielen möglichen innerhalb und eventuell auch außerhalb des Systems ist.

**Phase 4: Akzeptanz herstellen**

Wenn ein Bewusstsein für sich selbst geschaffen ist und gleichzeitig auch ein Bewusstsein dafür, dass andere Menschen die Welt anders wahrnehmen, geht es dann darum, diesen Umstand zu akzeptieren: Ich als Wesen habe meine Sicht auf die Welt, habe Stärken und Schwächen und meine individuellen Reaktions- und Verhaltensweisen. Es gibt aber auch andere Individuen mit einer eigenen Weltsicht, eigenen Stärken, Schwächen, Reaktions- und Verhaltensweisen. Jeder Mensch hat mit seiner Einzigartigkeit eine Daseinsberechtigung und diese ist weder richtig noch falsch, sondern sie ist. Um die Anerkennung und Akzeptanz dieses Sachverhaltes geht es in der vierten Phase.

**Phase 5: Veränderungen herbeiführen**

Ging es in den ersten vier Phasen um ein Fundament, in Form eines gestärkten Selbstwertes, einer gesteigerten Bewusstheit und einer Erhöhung der Selbst- und Fremdakzeptanz, wird in dieser fünften Phase darauf aufgebaut: Die notwendigen Veränderungen werden eingeleitet und vorgenommen. Diese Veränderungen müssen auf allen Ebenen des Seins erfolgen: im Verhalten, in der Wahrnehmung, den Gefühlen, den Gefühlen über Gefühle, den Erwartungen, den Glaubenssätzen, den Bedürfnissen und den Sehnsüchten.

**Phase 6: Veränderungen verankern**

In der sechsten und abschließenden Phase geht es dann darum, die in der fünften Phase vorgenommenen Veränderungen zu verstärken und zu etablieren. Dies geschieht mithilfe einer Übung, in der die gewonnenen Erkenntnisse und Veränderungen praktisch umgesetzt und darüber verstärkt und integriert werden. Erst wenn die Erkenntnisse und die vorgenommenen Veränderungen als Erfahrung im Organismus abgespeichert sind, können sie sich von dort aus selbst verstärken und den Platz der dysfunktionalen Verhaltensweisen einnehmen. In dieser Phase ist es sehr wichtig, dass das System vom Therapeuten angeleitet wird, da die dysfunktionalen Prozesse und Verhaltensweisen noch sehr viel Kraft haben und nicht freiwillig den Platz für die neuen Verhaltensweisen freigeben.

Wie bereits zu Beginn dieses Kapitels erwähnt wurde, ist die Unterteilung in die einzelnen Phasen eine künstliche Konstruktion, vergleichbar mit einer Landkarte, um dem Leser ein konzeptionelles Verständnis für den therapeutischen Prozess an die Hand zu geben. In der therapeutischen Arbeit mit Klienten wird in jedem Moment Kontakt hergestellt, Wertschätzung vermittelt, Bewusstheit und Akzeptanz hergestellt, Veränderungen werden vorgenommen und integriert. Für das therapeutische Arbeiten nach Virginia Satir ist die Kenntnis über den theoretischen Ablauf des Prozesses sehr wohl eine Voraussetzung. Gleichzeitig sollte man jedoch alle Schemata vollständig loslassen, denn das Wesentliche in der Arbeit sind der Klient und sein Prozess. Die Aufgabe des Therapeuten besteht darin, die sich nach Veränderung sehnenden Teile im Klienten wahrzunehmen, ihnen Kraft zu geben und sie an die Oberfläche zu begleiten. Von dort aus können sie sich eigenständig entwickeln.

Virginia Satir verwendete eine Vielzahl spezifischer Techniken. Diese wurden im Zuge der Konstruktion des Modells den einzelnen Phasen – je nach Eignung – zugeordnet, um die Inhalte und Bedeutungen der einzelnen Phasen zu verstärken bzw. zu untermauern. Virginia Satir hat nicht nach einem Konzept gearbeitet, sondern ist, ihrer Intuition folgend, mit dem Prozess gegangen und hat demzufolge die einzelnen Techniken dort angewandt und integriert, wo es gerade notwendig war oder ihr sinnvoll erschien. Beim Lesen dieses Buches wird sich der Leser an manchen Stellen vielleicht fragen, warum eine bestimmte Technik einer Phase zugeordnet wurde. Es sei daher an dieser Stelle darauf hingewiesen, dass es einige bzw. viele Techniken gibt, die ohne weiteres mehreren Phasen innerhalb des Modells zugeordnet werden können.

Im nachfolgenden Diagramm sind die einzelnen Schritte mit den ihnen zugeordneten Techniken dargestellt. Sie werden in den nachfolgenden Kapiteln beschrieben und mit Beispielen aus Virginia Satirs eigener Arbeit verdeutlicht. Die Beispiele stammen größtenteils aus Videoaufzeichnungen, zumeist Demonstrationen mit Einzelpersonen, Paaren oder ganzen Familien im Rahmen von Konferenzen und Tagungen.

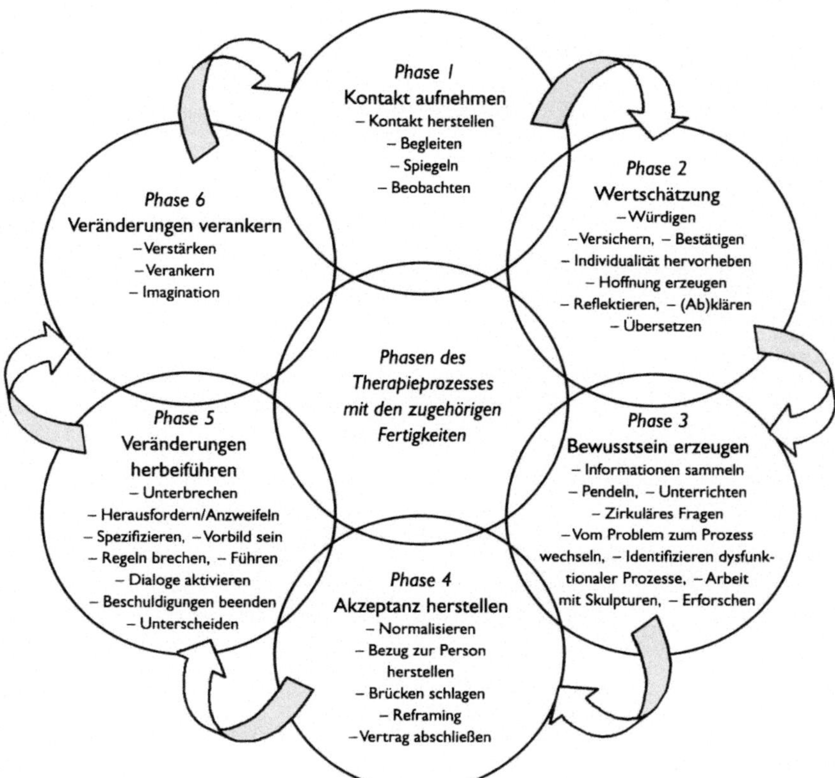
Phase 1
Kontakt aufnehmen
– Kontakt herstellen
– Begleiten
– Spiegeln
– Beobachten
Phase 2
Wertschätzung
– Würdigen
– Versichern, – Bestätigen
– Individualität hervorheben
– Hoffnung erzeugen
– Reflektieren, – (Ab)klären
– Übersetzen
Phase 3
Bewusstsein erzeugen
– Informationen sammeln
– Pendeln, – Unterrichten
– Zirkuläres Fragen
– Vom Problem zum Prozess wechseln, – Identifizieren dysfunktionaler Prozesse, – Arbeit mit Skulpturen, – Erforschen
Phase 4
Akzeptanz herstellen
– Normalisieren
– Bezug zur Person herstellen
– Brücken schlagen
– Reframing
– Vertrag abschließen
Phase 5
Veränderungen herbeiführen
– Unterbrechen
– Herausfordern/Anzweifeln
– Spezifizieren, – Vorbild sein
– Regeln brechen, – Führen
– Dialoge aktivieren
– Beschuldigungen beenden
– Unterscheiden
Phase 6
Veränderungen verankern
– Verstärken
– Verankern
– Imagination
Phasen des Therapieprozesses mit den zugehörigen Fertigkeiten

# Die einzelnen Prozessphasen

## Phase 1: Kontakt aufnehmen

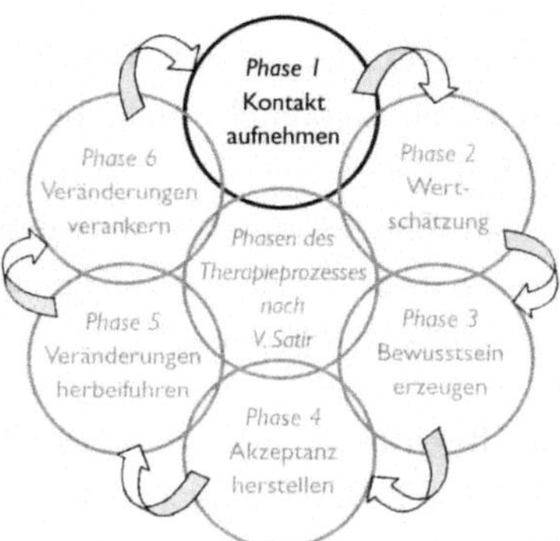


Für Virginia Satir begann der therapeutische Prozess in dem Moment, in dem sich der Therapeut und die Hilfe suchenden Menschen kennen lernten. Das In-Kontakt-Treten mit jeder einzelnen Person eines Systems ist also die Basis für den gesamten weiteren Verlauf der Arbeit.

Neben dem Kennenlernen der Personen und des Systems nutzt der Therapeut diese Phase, um sich ein Bild von jeder Person zu machen und ihr Anliegen hinsichtlich der Therapie zu verstehen. Es ist wichtig, eine nährende, unterstützende und vertrauensvolle Atmosphäre zu schaffen, denn die Kontaktphase ist das Fundament für die im Verlauf vorzunehmenden Veränderungen. Erst wenn Kontakt hergestellt ist, ist es möglich, einen Menschen in seinen Prozessen zu begleiten und zu unterstützen und ihn an seine Gefühle, Glaubenssätze, Sehnsüchte etc. heranzuführen, diese zu betrachten und sie ggfs. zu verändern.

Folgende Techniken sind dieser Phase zugeordnet: *Kontakt herstellen, Begleiten, Spiegeln und Beobachten.*

## Kontakt herstellen

Bei der Begrüßung nahm Virginia Satir zuerst auf der physischen Ebene Kontakt auf, indem sie jedem die Hand reichte. Weil sie davon überzeugt war, dass Berührung ein universelles menschliches Bedürfnis ist, machte sie von der Möglichkeit der Berührung intensiven Gebrauch, nicht nur während der Begrüßung, sondern auch im weiteren Verlauf der Arbeit. Dies ermöglichte ihr, in der Begleitung der Prozesse eine engere Verbindung herzustellen und den Menschen Schutz zu bieten. Durch die Berührung konnte sie all dies kommunizieren, ohne Worte. Die Information wurde auf der körperlichen Ebene weitergegeben.

Zur Begrüßung hieß sie jedes Mitglied des Systems einzeln willkommen. Dabei ließ sie sich die Namen der Personen sagen und versuchte sie zu lernen und zu verwenden. Dieser Teil war für sie ausgesprochen wichtig, und sie nahm sich dafür ausreichend Zeit. Sie wollte zum einen mit den einzelnen Personen nicht nur auf der körperlichen und kognitiven Ebene Kontakt aufnehmen, sondern auch auf der emotionalen und energetischen Ebene. Zum anderen konnte sie den Menschen in dieser Phase eine Wertschätzung für ihr Sein entgegenbringen und auch ausdrücken.

Eine von Virginia Satirs großen Stärken war die Art und Weise, wie sie ihren eigenen Körper im Kontakt mit anderen Menschen einsetzte, welche Position und Haltung sie ihnen gegenüber einnahm und wie sie mit körperlicher Nähe umging. Gerade in der Phase der Kontaktaufnahme ist es sehr wichtig, dass sich der Therapeut seiner körperlichen Reaktion und seines Aktionsradius bewusst ist und diesen auch nutzt. Zum Beispiel achtete Virginia Satir in einer stehenden Position darauf, dass sich beide direkt und bequem in die Augen sehen konnten und dass der Abstand eine Berührung zuließ, ohne sich dabei verrenken zu müssen. Beim Sitzen nahm sie in aller Regel eine leicht vorgebeugte Haltung ein (in einem Winkel von ca. 45°), sodass sie der anderen Person näher sein konnte und auch hier eine Berührung leicht möglich war.

Es ist für den Therapeuten nicht nur in der Phase der Kontaktaufnahme, sondern für den gesamten Verlauf der Therapie wichtig, seine sämtlichen Sinne, d.h. seinen Körper, seinen Geist und seine Energie einzusetzen, um Kontakt aufzunehmen und im Kontakt zu bleiben. Gerade in unserer heutigen Gesellschaft ist alles, was mit Nähe und Zuneigung zeigen verbunden ist, stark tabuisiert. Als Therapeut ist man ein Modell, weshalb es wichtig ist, sich seines Körpers und seiner Reaktionen bewusst zu sein. Auch wenn es ein Tabu ist – oder gerade deswegen –, sollte man bereit sein, auch physisch Kontakt zu den Menschen aufzunehmen, durch Berührung mit den Händen, über die Augen, den Gesichtsausdruck und die Stimme.

## Begleiten

Virginia Satir nahm sich für jeden Einzelnen in einem System besondere Zeit und schenkte diesem Menschen dann ihre ganze Aufmerksamkeit, um mit ihm in Kontakt zu treten. Um ihn zu verstehen und um einen Zugang zu bekommen, hörte sie sehr genau zu, schenkte den gesprochenen Worten, dem Tonfall, der Gestik, der Mimik und der Hautfärbung besondere Aufmerksamkeit. Dadurch konnte sie die Menschen ein Stück begleiten, ihnen Achtung und Wertschätzung geben. Gleichzeitig konnte sie sich darüber auch ein Bild von dem Menschen des Systems, mit dem sie arbeitete, machen.

## Spiegeln

Virginia Satir glaubte, dass ein anderer Mensch wertvoll und einzigartig ist. Über ihren Kontakt, den sie auf den verschiedenen Ebenen aufbaute und über die Wertschätzung, die sie so transportierte, lebte sie diesen Glaubenssatz. In ihrer Gestik, Mimik und in ihren Worten spiegelte sich insbesondere in der Phase der Kontaktaufnahme diese durchweg positive und freundliche Haltung. So eröffnete sich ihr oft schon sehr früh in der therapeutischen Arbeit die Möglichkeit, den Teilen im System, die eine Veränderung wünschten, zu begegnen und sich mit ihnen zu verbinden.

## Beobachten

Zu Virginia Satirs Stärken gehörte auch die Gabe, Gestik, Mimik und kleinste körperliche Reaktionen wahrzunehmen und zu beobachten. Durch den krankheitsbedingten vollständigen Verlust ihres Gehörs vom fünften bis zum siebten Lebensjahr hatte sie diese Fertigkeit mehr oder weniger spielerisch gelernt. So konnte sie nicht nur während der Phase der Kontaktaufnahme, sondern im gesamten weiteren Verlauf der Therapie die Körpersprache und die Veränderungen von Klienten sehr sorgfältig nebenbei beobachten und erhielt somit ein sehr genaues Bild der Verhaltensmuster.

*Bei Einzelpersonen beobachtete sie Veränderungen*

- der Augen,
- des Gesichtsausdrucks,
- der Hautfarbe,
- der Frequenz und Tiefe der Atmung,
- der Körperhaltung,
- der Entfernung zu ihr und
- des Muskeltonus.

Nahm sie Veränderungen wahr, so waren diese Zeichen dafür, dass sich auf der Gefühlsebene etwas verschoben hatte und dass sich die Person einem kongruenten Verhalten annäherte. Da dies erst einmal nur hypothetischen Charakter für sie hatte, überprüfte sie ihre Wahrnehmung der Veränderung und ihre Interpretation sofort, indem sie das in ihr entstandene Bild der Person mitteilte und sich eine Rückmeldung holte.

*Bei Paaren beobachtete sie*

- den individuellen Grad des Selbstwertes,
- Spezifizität, Direktheit, Offenheit, Klarheit und Kongruenz in der Kommunikation,
- Affekte gegenüber dem jeweils anderen,
- die Unterstützung füreinander,
- den Umgang mit Unterschieden,
- wie Macht eingesetzt wird,
- wie stark Differenziertheit ausgeprägt ist,
- die Art und Weise, Sexualität auszudrücken,
- Entscheidungsfindungsprozesse,
- die Fähigkeit, Pläne umzusetzen.

*Bei Familien beobachtete sie:*

- wie stark der individuelle Grad des Selbstwertes bei jedem einzelnen Familienmitglied ausgeprägt ist,
- den Grad der Kongruenz und der emotionalen Ehrlichkeit,
- Spezifizität, Direktheit und Klarheit in der Kommunikation,
- ob und wie Verteidigungshaltungen eingesetzt werden,
- die Fähigkeit, Konflikte zu lösen und mit Ärger bzw. Wut umzugehen,
- inwieweit sich die Familienmitglieder frei ausdrücken können,
- den Grad der Flexibilität und Offenheit gegenüber Veränderungen,
- inwieweit sich die Familienmitglieder gegenseitig nähren, unterstützen und einander Zuneigung zeigen,
- den Respekt, der jedem Familienmitglied gezollt wird,
- wie Macht eingesetzt wird,
- die Einstellung gegenüber Unterschieden zwischen den Familienmitgliedern,
- Regeln,
- Akzeptanz und Übernahme von Verantwortung,
- Aneignung und Einsatz von Rollen,
- ob es Koalitionen gibt,
- ob es zu Ausgrenzungen (die Virginia Satir auch als Teufels/Engels-Syndrom bezeichnete) kommt,
- den Grad an Unterstützung,
- Akzeptanz der Autonomie einzelner Mitglieder.

## Phase 2: Wertschätzung

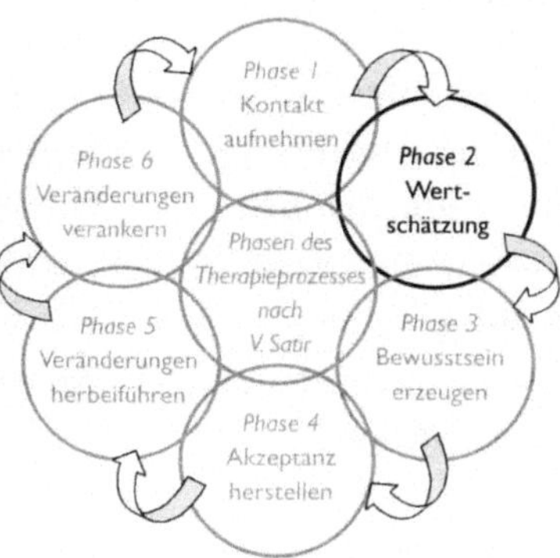


In der ersten Phase wurde der Kontakt zwischen dem Therapeuten und dem System hergestellt. Aufbauend auf diesem Fundament geht es in der folgenden Phase darum, dem einzelnen Menschen gegenüber Wertschätzung zu vermitteln. Erst wenn sich jemand geachtet und geschätzt fühlt, ist es ihm möglich, seine erworbenen und antrainierten Schutzmauern ein Stück weit abzulegen und sich zu öffnen. Die zweite Phase dient daher ebenfalls der Annäherung und Vorbereitung, um im weiteren Verlauf des Therapieprozesses Veränderungen vorzunehmen.

Achtung und Wertschätzung kann man zum Ausdruck bringen, indem man die Leistungen einer Person anerkennt, aber auch ihre Verletzungen und Schmerzen. Indem man jemanden hervorhebt und in seiner Individualität annimmt, kann man ebenfalls für jede Person innerhalb eines Systems Achtung und Wertschätzung ausdrücken.

In dieser Phase geht es also um eine Vertiefung des Kontaktes und darum, die Individualität jedes Einzelnen zu würdigen. Dies geschieht durch ein aktives, nicht wertendes Zuhören. Aus den so erhaltenen Informationen entsteht für den Therapeuten ein klareres Bild des Systems. Er erhält Einblicke in dessen Funktionsweisen und einen Eindruck von der Individualität jedes einzelnen Mitgliedes. Gleichzeitig fühlen sich die Mitglieder innerhalb dieses neu geschaffenen Systems, bestehend aus dem ursprünglichen System und der Person des Therapeuten, geachtet und geschätzt und daher auch geborgen und geschützt. Aus diesem Gefühl heraus ist es dem System und seinen Mitgliedern möglich, in die nächste Phase des Prozesses einzusteigen.

Der Phase der Wertschätzung wurden folgende Techniken zugeordnet: *Würdigen, Versichern, Bestätigen, Hervorheben der Individualität, Hoffnung erzeugen, Reflektieren, (Ab-) klären* und *Übersetzen.*

## Würdigen

Werden erlittene Schmerzen und Enttäuschungen sowie alle bisherigen Anstrengungen und der aufgebrachte Mut (auf dem bisherigen Lebensweg) explizit gewürdigt, wird dem Einzelnen sehr viel Achtung und Wertschätzung entgegengebracht. Da die Menschen in aller Regel versuchen, Verletzungen zu verdrängen und zu vergessen, stellt die Würdigung oft eine ganz neue Erfahrung für sie dar, durch die der Selbstwert weiter gestärkt und gebundene Energien gelöst werden. Dies führt bei Klienten zu einer weiteren Öffnung.

*Beispiele für Einzelpersonen:*
„Nach allem, was du erzählst, kann ich verstehen, womit du fertig werden musstest."
„Du musstest wirklich viel Mut aufbringen, um dies alles zu schaffen."

*Beispiele für Paare:*
„Was ihr alles tun musstet, um diese Schwierigkeiten zu lösen, kann ich nur erahnen."
„Ich spüre sehr deutlich euer Bemühen und eure Anstrengung, eine Lösung zu finden."

*Beispiele für Familien:*
„Ich spüre förmlich den großen Schmerz, durch den diese Familie gegangen ist."
„Die Mitglieder dieser Familie haben wirklich viele verschiedene Dinge probiert, um einen Weg für sich zu finden."

## Versichern

Den Klienten zu entlasten ist ein weiteres wichtiges Element, ihm Wertschätzung entgegenzubringen. Die Entlastung erfolgt durch die Versicherung, dass der Klient in jedem Moment sein Bestmöglichstes getan und gegeben hat. Das nimmt die Last des Schuldgefühls, nicht gut genug zu sein oder sich nicht ausreichend angestrengt zu haben. Gerade zu Beginn des therapeutischen Prozesses ist es wichtig, diese Last – z.B. von den Schultern der Eltern – zu nehmen. So entsteht Bewegungsfreiheit, sich für neue Sichtweisen zu öffnen und diese eventuell zu integrieren.

*Beispiele für Einzelpersonen:*
„Um ein Problem zu lösen, greifen wir immer auf die unserer Meinung nach beste Handlungsmöglichkeit zurück. Wären uns andere Möglichkeiten bewusst, so würden wir diese wählen."
„Ich glaube, dass jeder von uns immer sein Bestmögliches gibt. Manchmal fehlen uns allerdings Informationen, um auf eine andere Lösung zu kommen. Wenn wir diese Informationen haben, können wir auch einen neuen Weg gehen."

*Beispiele für Paare:*
„Wir alle haben unsere Modelle, von denen wir lernen. Und mit dem, was wir von ihnen lernen, versuchen wir einen guten gemeinsamen Weg zu finden."
„Fehler sind etwas Wundervolles! Wir können sie uns ansehen, aus ihnen lernen und so wachsen!"

*Beispiele für Familien:*
„Eltern zu sein ist die wohl schwierigste Aufgabe, vor die Menschen gestellt werden. Die einzig wirkliche Vorbereitung dafür bekommen wir durch unsere eigenen Eltern. Oft reicht dies nicht, um den heutigen Anforderungen des Elternseins gerecht zu werden."
„Jeder in dieser wunderbaren Familie hat sein wirklich Bestes gegeben."

## Bestätigen

Indem jeder Einzelne in einem System wertgeschätzt wird und indem vermittelt wird, dass jeder Mensch in seinem Innersten immer mit den besten Absichten handelt, wird der Fokus auf das Positive gelenkt. Werden die bereits vorgenommenen (bewussten oder unbewussten) positiven Veränderungen benannt und betont, vermittelt sich ein Gefühl der Bestätigung. Gleichzeitig keimt ein Fünkchen Hoffnung auf, Hoffnung, dass es auch einen anderen Weg gibt und dass sich etwas verändern kann.

*Beispiele für Einzelpersonen:*
„Ist dir bewusst, wie viel du bei anderen Menschen auslösen kannst?"
„Auch du hast Gefühle!"

*Beispiele für Paare:*
„Ihr beide hattet die allerbesten Absichten, als ihr geheiratet habt."
„Ist euch eigentlich klar, was für eine wunderbare Kommunikation gerade zwischen euch stattgefunden hat?"

*Beispiele für Familien:*
„Ihr beiden habt als Eltern sehr gute Absichten: Ihr wollt das Beste für eure Kinder."
„Mir fällt auf, wie wunderbar direkt die Mitglieder dieser Familie im Umgang miteinander sind. Ist euch allen dies auch bewusst?"

## Hervorheben der Individualität

Die Betonung der Individualität jeder einzelnen Person innerhalb eines Systems spielt eine elementare und zentrale Rolle in der systemischen Arbeit. Zum einen stärkt sie den Selbstwert der einzelnen Mitglieder. Zum anderen wird dadurch deutlich gemacht, dass die einzelnen Mitglieder eines Systems ganz individuelle Wahrnehmungen bezüglich der anderen Mitglieder, des gesamten Systems und der jeweiligen Situationen haben. Jeder interpretiert die jeweilige Situation auf seine Weise und reagiert dementsprechend. Erst durch die Akzeptanz* der Individualität aller Mitglieder des Systems kann jedoch das System selbst wachsen und stark werden – und damit auch seine Mitglieder.

*Beispiele für Paare:*
„Ihr seid beide wunderbare, einzigartige Menschen mit unterschiedlichen Sichtweisen. Ich frage mich, wie du die Situation siehst, Theresa?"
„Wie würdest du die Art und Weise beschreiben, wie ihr beide Entscheidungen trefft, Karl?"

*Beispiele für Familien:*
„Nun Jim, jeder hat seinen eigenen Standpunkt. Stimmst du mit dem deiner Mutter überein?"
„Mary, George ist der Meinung, dass die Frau dafür verantwortlich ist, dass alles innerhalb der Familie ohne Probleme läuft. Wie ist deine Meinung?"
„Großmutter, sag mir bitte deinen Namen. Ich weiß, die Familie nennt dich Großmutter, aber ich möchte dich mit deinem Namen ansprechen."
„Jane, wir haben von allen anderen bereits gehört, was sie sich von diesem Zusammentreffen wünschen oder erhoffen. Was wünscht du dir?"

---

* Siehe dazu Phase 4 (Akzeptanz herstellen), S. 68ff.

## Hoffnung erzeugen

Die Technik, Hoffnung zu erzeugen, ist ein Stück weit die Summe der vorangegangenen Techniken. Aus dem Gefühl der Bestätigung, der Anerkennung und der Wertschätzung erwächst auch wieder ein Stück Hoffnung. Gelingt es Hoffnung zu erzeugen, kann der Betroffene auch wieder Mut schöpfen, seine derzeitige Lebenssituation zu verändern.

Hoffnungslosigkeit bindet Energien, die für Veränderungen notwendig sind. Sie saugt die Menschen aus und nimmt ihnen damit jegliche Möglichkeit, Energie in Handlung zu überführen und somit etwas zu verändern. Daher ist es von großer Wichtigkeit, möglichst früh im therapeutischen Prozess in den Klienten die Hoffnung zu erzeugen, dass sich etwas ändern kann.

*Beispiele für Einzelpersonen:*
„Auch wenn alles gerade sehr hoffnungslos aussieht, so sehe ich doch neue Möglichkeiten für dich."
„Ich kann verstehen, weshalb du dich entmutigst fühlst, aber ich weiß, dass es Alternativen gibt, die wir gemeinsam erforschen und entdecken können."

*Beispiele für Paare:*
„Ich würde gerne von jedem von euch erfahren, was er hofft, dass heute hier passieren wird."
„Ich kann verstehen, weshalb ihr beide euch bezüglich eurer Ehe entmutigt fühlt. Aber ich sehe eine ganze Menge Möglichkeiten, um euer Miteinander zu verändern und zu verbessern."

*Beispiele für Familien:*
„Nachdem ich euch alle heute kennen gelernt habe, bin ich davon überzeugt, dass wir gemeinsam nach neuen Wegen Ausschau halten können, damit es künftig in dieser Familie mehr Freude und weniger Schmerz gibt."
„Wenn ihr alle bereit seid, auf eine andere Art und Weise miteinander umzugehen und in Kontakt zu treten, sehe ich eine ganze Menge neuer Möglichkeiten für diese Familie."

## Reflektieren

Bei dieser Technik verschiebt sich der energetische Fokus etwas vom Klienten bzw. vom System hin zum Therapeuten. Beim Reflektieren teilt der Therapeut mit, welche Gefühle das Gehörte bei ihm auslöst, wie er die Situation wahrnimmt und welche Sicht der Dinge er dazu hat. Gleichzeitig wird eine Wertschätzung für die Personen und das System transportiert. Es eröffnen sich so neue Möglichkeiten, bestimmte Situationen genauer zu betrachten und zu beleuchten. Bei dieser Technik fungiert der Therapeut zudem sehr stark als Modell für das System. Reflektiert er seine Wahrnehmungen des Systems oder der Situation, tritt er in einen offenen Austausch mit den Mitgliedern und setzt sich selbst der „Gefahr" aus, etwas nicht richtig wahrgenommen zu haben, weshalb er vom System korrigiert werden kann. Der Therapeut ist an dieser Stelle leicht angreifbar. Seine Offenheit ist allerdings ein elementarer Bestandteil kongruenten Handelns. Somit gibt er den Mitgliedern des Systems an dieser Stelle ein gutes Modell bzw. liefert ihnen eine mögliche Zielvorgabe, auf die sie gemeinsam hinarbeiten können.

*Beispiele für Einzelpersonen:*
„Ich höre, dass du dich mit den Veränderungen, die in dir vorgehen, sehr gut fühlst."
„Es war für dich eine große Enttäuschung."

*Beispiele für Paare:*
„Dem was du sagst entnehme ich, dass das, was derzeit in eurer Beziehung passiert, für dich sehr schmerzhaft ist."
„Deine Wahrnehmung ist also, dass du in eurer Beziehung die ganze Last der Verantwortung tragen musst."

*Beispiele für Familien:*
„Ich höre, dass du dich entmutigt fühlst, da deine Versuche, etwas Gutes und Schönes in dieser Familie entstehen zu lassen, nicht fruchtbar waren."
„Du siehst, dass dein Vater und deine Mutter miteinander nicht glücklich sind."

## (Ab-)klären

Mit der Technik des (Ab-)klärens versucht der Therapeut, das in ihm entstande Bild zu verbalisieren (oder eventuell auch in eine Skulptur zu überführen*). Um dessen Richtigkeit festzustellen, befragt er den Klienten oder das System. Auch diese Technik hat zwei Funktionen: Zum einen geht es darum, das im Therapeuten entstehende Bild zu überprüfen und schärfer zu konturieren. Zum anderen wird erneut eine Wertschätzung ausgedrückt: Das Gesagte wird wahrgenommen und mithilfe des Klienten geklärt. Für den Klienten hat diese Technik wiederum eine Modellfunktion. Er sieht, wie sich Unklarheiten, die in einem Gespräch entstehen können, klären lassen.

*Beispiele für Einzelpersonen:*
„Meinst du, dass es eine Stimme in dir gibt, die sehr kritisch mit deinem Tun ist?“
„Du fühlst dich in einer Sackgasse, da alles, was du versucht hast, nicht zum gewünschten Ziel geführt hat?“

*Beispiele für Paare:*
„Versuchst du zu sagen, dass du mehr Freiheit in eurer Beziehung möchtest?“
„Ich möchte das richtig verstehen: Du wünschst dir von Mary mehr Unterstützung in dieser Sache. Ist es das, was du sagen willst?“

*Beispiele für Familien:*
„Du machst dir Sorgen darüber, dass dein Sohn nicht sagt, wie er sich fühlt? Ist es das, was du meinst?“
„In Ordnung, lasst mich sehen, ob ich das richtig verstanden habe: Du denkst, ein guter Sohn tut immer das, was man ihm sagt. Ist das richtig?“

* Siehe dazu die Technik in Phase 3 (Bewusstsein erzeugen): Arbeit mit Skulpturen, S. 53–57.

## Übersetzen

Bei der Technik des Übersetzens werden die Äußerungen des Klienten bzw. die der Mitglieder des Systems vom Therapeuten in eine für alle Beteiligten verständliche Sprache gebracht. Es erfordert ein gewisses Maß an Kreativität, eine positive Grundhaltung, Mut und Humor, um mit dieser Übersetzung den gewünschten Effekt zu erzielen. Es ist wichtig, die hinter der Äußerung liegende Information offenzulegen, um mehr Klarheit in den Prozess zu bringen. Gleichzeitig ist darauf zu achten, niemanden zu verletzen. Wenn „das Verbotene" oder „das Unaussprechliche" vom Therapeuten verbalisiert werden, kommt es zudem zum Bruch von Familientabus. Dies erfordert aufseiten des Therapeuten Autonomie und Mut, was mit Humor jedoch leicht zu erreichen ist. Auch fällt es den Mitgliedern eines Systems dann leichter, diesen Tabubruch anzunehmen. Durch die Anwendung dieser Technik wird dem System erneut Wertschätzung entgegengebracht. Die Übersetzung schafft zudem ein Zusammengehörigkeitsgefühl, aus dem heraus Veränderungen oder die nächsten Schritte dahin unternommen werden können.

*Beispiele für Einzelpersonen:*
„Wenn du sagst, dass du dich in einer Sackgasse befindest, möchtest du damit sagen, dass du die Hoffnung hattest, auf deinem beruflichen Weg schon weiter zu sein?"
„Du erzählst mir, dass du mit dir selbst und deiner Aggressivität sehr unglücklich bist. Ich frage mich, ob du diesen Teil von dir nicht auch manchmal sehr zu schätzen weißt?"

*Beispiele für Paare:*
„Ich höre dich über das Problem berichten, dass Johnny nachts ins Bett macht und dass du es nicht magst, wie dein Ehemann mit dem Problem umgeht. Ich höre dabei aber auch heraus, dass es in der Beziehung mit deinem Mann noch einige andere Dinge gibt, die dich verletzen."
„Mal abgesehen von dem Ärger, den du in dieser Sache verspürst: Gibt es auch einen Teil in dir, der über die derzeitigen Vorgänge in deiner Ehe enttäuscht ist?"

*Beispiele für Familien:*
„Du erzählst mir, dass du sehr dankbar bist für all die Hilfe und Unterstützung, die dein Vater dir seit der Scheidung gegeben hat. Gleichzeitig kommt es mir vor, dass du dich so fühlst, als würde er dir nicht erlauben, erwachsen zu sein. Ist das richtig, was ich dort spüre?"
„Wenn du sagst, dass deine Mutter dir zu viele Aufgaben gibt, die du erledigen sollst und dass dadurch viel zu wenig Zeit für dich zum Fußballspielen mit deinen Freunden

bleibt, möchtest du damit sagen, dass du dich manchmal mehr wie ihr Partner fühlst und nicht wie ihr Kind?“

## Phase 3: Bewusstsein erzeugen

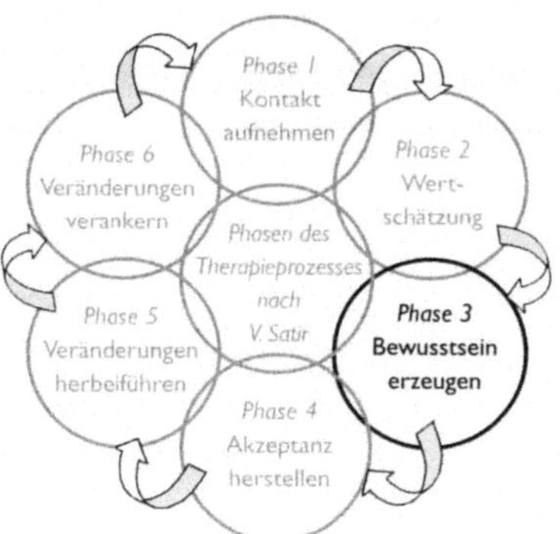


Im Verlauf der ersten beiden Phasen wurde ein Fundament für die therapeutische Zusammenarbeit gebaut. Dieses besteht auf Seiten des Therapeuten aus Achtung, Offenheit, Wertschätzung und Akzeptanz für die einzelnen Menschen und das System. Auf Seiten der Mitglieder des Systems sollte ein Vertrauen zum Therapeuten und der gemeinsamen Arbeit entstanden sein und daraus resultierend auch ein Stück weit Hoffnung auf Veränderung.

In den sich nun anschließenden beiden Phasen – Bewusstsein erzeugen und Akzeptanz herstellen – geht es um einen Zugang zu sowohl bekannten als auch noch unbekannten Regeln des Systems. Es geht auch um Kontaktafnahme mit den verdeckten Persönlichkeitsanteilen jedes einzelnen Mitglieds und um die Erforschung der Möglichkeiten, diese Anteile zu leben. In der in diesem Kapitel genauer zu betrachtenden dritten Phase wird den einzelnen Mitgliedern ein Bewusstsein für ihre Individualität eröffnet. Daran anschließend wird dann in der vierten Phase an der Akzeptanz sich selbst und den übrigen Mitgliedern des Systems gegenüber gearbeitet.

Damit die einzelnen Mitglieder ein Bewusstsein für sich selbst und für ihre Position innerhalb des Systems bekommen, gibt es verschiedene Möglichkeiten:

- Die Familiengeschichte kann genauer betrachtet werden.
- Die Regeln innerhalb der Familie, sowohl die offenen als auch die verdeckten, können aufgezeigt werden.
- Die Stärken und Ressourcen, die sich aus der Familiengeschichte ableiten lassen, können herausgefiltert werden.
- Die Gefühle und Verhaltensweisen, die jedes einzelne Mitglied in das System einbringt, können dargestellt werden.
- Die dysfunktionalen Prozesse innerhalb des Systems können betrachtet
- und die verschiedenen Teile oder Ebenen des Selbst der einzelnen Mitglieder können offengelegt werden.

So wird letztendlich ein Zugang zu tiefer liegenden Ebenen und Anteilen sowohl des Systems als auch der einzelnen Mitglieder ermöglicht.

Die Techniken, die der dritten Phase, der Erzeugung von Bewusstsein, zugeordnet werden können, sind: *Informationen sammeln, Pendeln, Unterrichten, zirkuläres Fragen, vom Problem zum Prozess wechseln, Identifizieren dysfunktionaler Prozesse, Arbeit mit Skulpturen* und *Erforschen.*

## Informationen sammeln

Um ein Bewusstsein für den eigenen Ursprung zu erzeugen, wird mit der Erhebung der Familiendaten begonnen. Dies kann für alle Beteiligten eine sehr spannende und interessante Phase sein, denn die einzelnen Mitglieder werden sich manchmal erst durch eine solche Erhebung ihrer Position innerhalb des Familiensystems bewusst. Die Familiengeschichte umfasst in der Regel drei Generationen: Eltern, Kinder und Großeltern. Hierbei ist es hilfreich, die Mitglieder und deren Verbindungen untereinander für alle sichtbar grafisch darzustellen.

Um die Familiengeschichte zu erfassen, werden folgende Punkte berücksichtigt:

- Geburts- und Todestage aller Familienmitglieder, inklusive Fehlgeburten, Totgeburten und Abtreibungen,
- der historische Kontext der Kindheit der Großeltern und der Eltern,
- alle wichtigen familiären und die Familie betreffenden Ereignisse, wie Hochzeiten, Scheidungen, Umzüge, Naturkatastrophen und Unfälle,
- die Charakteristika jedes Familienmitgliedes und aller wichtigen der Familie nahestehenden Personen, die keine Verwandten sind.

Um ein Gefühl der Sicherheit bei den Klienten zu erzeugen, ist es in der Regel hilfreich, mit dem Erfragen von Fakten, also Namen, Daten und der chronologischen Ordnung, zu beginnen. Daran anschließend bzw. darin eingebunden können persönlichere Aspekte der Familienmitglieder aus früheren Generationen erforscht werden, wie z.B. Charakteristika, Glaubenssätze und Coping-Strategien.

Über eine Erforschung der Familiengeschichte lassen sich auch die Familienregeln, die von früheren Generationen weitergegeben wurden, verstehen. Den Mitgliedern des aktuellen Systems werden ihre Wurzeln und deren Einfluss dadurch präsenter. Unter Familienregeln versteht man verbale und nonverbale Glaubenssätze, die innerhalb einer Familie kommuniziert werden und die festlegen, wie sich die Mitglieder zu verhalten haben. Für Bereiche wie Umgang mit Geld, Essen und Konflikten oder für die Art und Weise, Spaß und Freude zu haben oder Sexualität und Leidenschaft auszudrücken, lassen sich relativ leicht Familienregeln herausfiltern.

Des Weiteren ist es wichtig, die Regeln zu erforschen, über die bestimmt wird, was die einzelnen Familienmitglieder sehen, hören, fühlen, denken, ausdrücken und riskieren dürfen – innerhalb und außerhalb der Familie. In diesem Zusammenhang hat Virginia

Satir fünf Regeln herausarbeiten können, die häufig in dysfunktionalen Familien anzutreffen sind:

1. „Es ist nicht in Ordnung, zu sehen und zu hören was ist."
2. „Es ist nicht in Ordnung zu fühlen."
3. „Es ist nicht in Ordnung, zu sagen was man fühlt und denkt."
4. „Es ist nicht in Ordnung zu fragen, um seine Bedürfnisse befriedigt zu bekommen."
5. „Es ist nicht in Ordnung, Risiken einzugehen."

Diese fünf Regeln sind im Umkehrschluss als die fünf Freiheiten bekannt geworden:

1. „Die Freiheit, zu sehen und zu hören was ist."
2. „Die Freiheit, das zu fühlen, was man fühlt."
3. „Die Freiheit zu sagen, was man fühlt und denkt."
4. „Die Freiheit zu fragen, um seine Bedürfnisse befriedigt zu bekommen."
5. „Die Freiheit, Risiken für sich selbst und die eigene Entwicklung einzugehen."

Informationen zu den internen Familienregeln lassen sich durch die Beobachtung oder direkte oder indirekte Befragung der Familienmitglieder während des Erfassens der Familiengeschichte erheben und erforschen. Insbesondere die Kinder einer Familie stellen hierbei so etwas wie einen Seismografen für Familienregeln dar. Kinder haben unter gesunden und normalen Bedingungen eine sehr natürliche Art und Weise sich auszudrücken, Kontakt aufzunehmen und sich an anderen und sich selbst zu erfreuen. Zeigen sie diese natürliche Art Kind zu sein nicht, dann kann man davon ausgehen, dass es mit großer Wahrscheinlichkeit innerhalb des Systems Regeln gibt, die dieses Verhalten verbieten.

Ergänzend ist es wichtig, nach den Familiengeheimnissen Ausschau zu halten. Da im Zusammenhang mit der Erhebung der Familiendaten nach einer ganzen Reihe von Informationen gefragt wird, tauchen die Familiengeheimnisse irgendwann automatisch auf. Virginia Satir war davon überzeugt, dass es wichtig sei, diese viel Energie bindenden Geheimnisse ans Tageslicht zu befördern. Auch die Regeln „Es ist nicht in Ordnung, zu sehen und zu hören was ist" und „Es ist nicht in Ordnung zu sagen, was man fühlt und denkt" werden durch Familiengeheimnisse gefördert und gestärkt und unterstützen somit dysfunktionale Prozesse.

**Beispiele für Fragen während der Erforschung der Familiengeschichte**

*a) zu historischen Daten:*

„Weißt du, wann dein Großvater geboren wurde? Wenn nicht, kannst du ungefähr schätzen, wann es war? Wo wurde er geboren? Weißt du, wie seine Familie gelebt hat,

als er geboren wurde? Welche Umstände herrschten zur Zeit seiner Geburt? Wie war die Familiensituation zum Zeitpunkt seiner Geburt? Lebt er noch? Wann ist er gestorben? An was ist er gestorben?"
Sehr häufig kennen die Familienmitglieder solche Fakten nicht. Dann kann es hilfreich sein, sie zu motivieren und sie darin zu unterstützen, nach Fakten und Anhaltspunkten zu suchen, um ein vollständigeres Bild zu bekommen. Oft werden die Familienmitglieder auch schon durch die Fragen selber angeregt, ihre Familiengeschichte zu erforschen.

*b) zu wichtigen familiären und die Familie betreffenden Ereignissen:*
„Wann haben deine Eltern geheiratet? Weißt du, wie deine Eltern sich kennen gelernt haben? Was weißt du über die gemeinsame Zeit vor der Hochzeit? Wie würdest du die derzeitige Situation ihrer Ehe beschreiben?"

*c) zu Charakteristika einzelner Familienmitglieder:*
„Wenn du mich zum Flughafen schicken würdest, um deine Großmutter abzuholen: Wie würde ich sie erkennen? Nenn mir einige Adjektive, die sie näher beschreiben! Welche Gefühle hast du bezüglich dieser Adjektive, positive oder negative?"

*d) zu Familienregeln:*
„Wie wurde in deiner Familie mit Geld umgegangen? Wie wurde über das Thema Geld gesprochen? Wie sind deine Eltern mit Unterschieden, also unterschiedlichen Meinungen, Gedanken, Gefühlen etc., umgegangen?"

*e) zu Familiengeheimnissen:*
„Wann bist du geboren? ... Ich stelle fest, dass deine Eltern weniger als neun Monate vor deiner Geburt geheiratet haben. Bist du dir dessen bewusst? Weißt du etwas über die näheren Umstände der verspäteten Heirat?"

*f) zu wichtigen, der Familie nahestehenden aber nicht verwandten Personen, die einen Einfluss auf die Familie oder einzelne Mitglieder hatten:*
„Gab es in bestimmten Zeitabschnitten deiner Entwicklung Menschen außerhalb der Familie, die für dich wichtig waren oder die einen Einfluss auf deine Familie hatten?"

## Pendeln

Erforscht man die Familiengeschichte, ist es hilfreich, nicht in chronologischer Reihenfolge vorzugehen, sondern zwischen vergangenen und aktuellen Situationen hin- und herzupendeln. Zum einen erzeugt dies ein Gefühl des Abstandes zu aktuellen oder auch zu vergangenen, eventuell schmerzhaften Ereignissen und zum anderen wird in einer relativ entspannten Atmosphäre der Zusammenhang zwischen familienhistorischen und aktuellen Verhaltensmustern beleuchtet. Das Vorgehen sorgt für ein gewisses Maß an Sicherheit, da man weder im Hier und Jetzt noch in der Vergangenheit gefangen und somit nicht dem jeweiligen Zeitrahmen und seinen Ereignissen ausgeliefert ist. Des Weiteren wird es durch das Pendeln möglich, wichtige familienhistorische Einzelheiten spielerisch in Erfahrung zu bringen und sie allen Beteiligten zugänglich zu machen.

*Beispiele für Einzelpersonen:*
„Was haben deine Eltern unternommen, um Spaß zu haben? Wie war das bei deinen Großeltern? Was machst du ‚um Spaß zu haben?“ *(Hier entsteht eine Pendelbewegung zurück in die Vergangenheit und dann wieder in die Gegenwart der Person.)*
„Du sagst, du hast Schwierigkeiten im Umgang mit deiner Sexualität. Erzähl mir davon, wie deine Eltern mit ihrer Sexualität umgegangen sind.“ *(Hier gibt es eine Bewegung von der Gegenwart in die Vergangenheit.)*

*Beispiele für Paare:*
„Es scheint bei euch Unstimmigkeiten darüber zu geben, wie Aufgaben verteilt sein sollten. Lasst uns gemeinsam einen Blick in eure jeweilige Vergangenheit werfen, um festzustellen, wie das entstanden ist.“
„Jim, du scheinst unter der derzeitigen Situation zwischen dir und deiner Frau sehr zu leiden. Vielleicht können wir dir helfen, wenn wir zusammen ein wenig in deine Vergangenheit schauen. Wärest du bereit, dies jetzt mit mir zu tun?“

*Beispiele für Familien:*
„Ich höre, dass es bei euerem Vater zu Hause sehr viel Spaß und Freude gab. Bei eurer Mutter ist es zu Hause sehr viel ernster zugegangen. Was unternehmt ihr als Familie, um Spaß und Freude zu haben?“
„Diese Familie hat große Probleme im Umgang mit Konflikten. Da wir den Umgang mit Konflikten von unseren Modellen lernen, würde ich vorschlagen, dass wir uns gemeinsam eure jeweiligen Modelle – eure Mütter und Väter – ansehen. Ich bin gespannt, was wir dabei entdecken werden.“

## Unterrichten

Virginia Satir war davon überzeugt, dass in dem Moment, in dem Menschen neue Informationen erhalten, sich der sie umgebende Raum öffnet und erweitert und dass sich daraus neue Möglichkeiten entwickeln können. Daher hat sie immer wieder Informationen über die universellen Prinzipien menschlicher Prozesse und Verhaltensweisen weitergegeben. Sie tat dies eher nebenbei, da sie die Erfahrung gemacht hatte, dass die Menschen Informationen, die ihnen in einer nicht belehrenden Art dargeboten werden, leichter annehmen und integrieren können.

*Beispiele für Einzelpersonen:*
„Es gibt immer Möglichkeiten. Lass uns gemeinsam herausfinden, welche du in dieser Situation hättest und dann sehen wir uns an, was für dich passt."
„Wir alle verfügen über viele wunderbare Ressourcen. Eine davon ist der Atem. Wie wäre es, wenn du jetzt tief einatmen würdest, um die Energie, die dabei in dich strömt, wahrzunehmen?"

*Beispiele für Paare:*
„Menschen können sich selbst nicht von hinten sehen. Hilf deshalb deiner Frau und beschreib ihr, wie du sie im Kontakt mit eurer Tochter siehst."
„Kommunikation ist für eine Beziehung das, was der Atem für das Leben ist. Wir wollen sehen, ob wir zusammen einen Weg finden, damit ihr wieder miteinander kommunizieren könnt."

*Beispiele für Familien:*
„Du kannst ruhig etwas näher an deine Mutter herangehen. Es wird nichts Schlimmes passieren!"
„Wir lernen von unseren Modellen. Lasst uns gemeinsam untersuchen, wie eure Eltern ihr Elternsein gelebt und ausgefüllt haben."

## Zirkuläres Fragen

Die Technik des zirkulären Fragens baut auf einem zentralen Teil des Familienmodells von Virginia Satir auf. Dieses Modell geht von der Beobachtung aus, dass es uns Menschen nicht möglich ist, mit mehr als einer Person gleichzeitig direkt zu kommunizieren. Satirs Beobachtungen zufolge vollziehen sich Interaktionen innerhalb von Familie in einer Dreiecksform. Hierbei gibt es drei unterschiedliche Rollen: den Aktiven, den Reagierenden und den Beobachter. Jede Person innerhalb des Systems kann dabei jede der drei Rollen einnehmen. In einer Dreieckskonstellation wird es dabei allerdings immer eine Person geben, die etwas außen vor steht und die die anderen beiden in ihrer Interaktion beobachtet. In der therapeutischen Arbeit macht man sich diesen Umstand ganz bewusst zu Nutze, indem eine Person innerhalb des Systems gebeten wird, gewollt die Rolle des Beobachters einzunehmen. Der Beobachter berichtet dann, was er in der Interaktion zwischen der agierenden und der reagierenden Person beobachtet und wahrnimmt.

Diese Technik ist auch mit einem einzelnen Klienten durchführbar, auch wenn dies eine gewisse Abstraktion erfordert. Der Klient nimmt dann die Rolle des Beobachters im imaginativen Sinne ein, erinnert sich an Interaktionen und beschreibt seine Wahrnehmungen. Mit diesen Wahrnehmungen kann dann im Prozess weitergearbeitet werden. Des Weiteren kann der Klienten, sofern dies für ihn möglich ist, sich auch in ein anderes Mitglied des Systems hineinversetzen und die möglichen Beobachtungen einer Interaktion, in der er selbst agierende oder reagierende Person war, beschreiben. Dies erfordert sicherlich ein hohes Maß an Selbstreflektion und die Fähigkeit, sich selbst von außen wahrnehmen zu können.

Mithilfe dieser Technik wird die Dynamik von Interaktionen an die Oberfläche geholt. Für alle Mitglieder des Systems wird so direkt erfahrbar, dass jeder sein ganz eigenes Bild von einer Situation hat und dass die Wahrnehmungen jedes Einzelnen durch seine Erfahrungen und Interpretationen geprägt sind und in Situationen einfließen und diese mitgestalten. Außerdem können Familienmitglieder so lernen, miteinander zu kommunizieren und sich dabei Hilfe und Informationen zur Interaktion von einem Außenstehenden zu holen. Mit dieser Technik wird also auf verschiedenen Ebenen ein Bewusstsein für aktuelle Prozesse innerhalb der Familie hergestellt.

*Beispiele für Einzelpersonen:*
„Joey, kannst du mir schildern, wie du deinen Bruder und deinen Vater im Umgang miteinander erlebst?“

„Martha, wenn du dich daran erinnerst, wie deine Eltern mit Konflikten umgegangen sind, wie würdest du ihre Interaktion beschreiben?“

*Beispiele für Paare:*
„George, wie würdest du die Beziehung zwischen deiner Frau und ihrer Mutter beschreiben?“
„Joan, wie nimmst du deinen neuen Ehemann im Umgang mit deinen Kindern wahr?“

*Beispiele für Familien:*
„Suzy, wenn dein Vater und deine Mutter unglücklich sind, wie erlebst du sie dann?“
„Carla, wie nimmst du deinen Sohn und deinen Ehemann in dieser Situation wahr?“

## Vom Problem zum Prozess wechseln

Innerhalb des therapeutischen Arbeitens ist der Wechsel vom Problem zum Prozess ein sehr wichtiges Instrument und ein wesentlicher Schritt. Der Fokus des Klienten ist in aller Regel auf das Problem gerichtet, das er alleine nicht lösen kann. Die Aufgabe des Therapeuten liegt darin, den Klienten vom Problem und seinem Festhalten wegzuführen und ihn zu einer Fokussierung auf mögliche Lösungen zu bewegen, ihn somit wieder in den Prozess zu bringen. Das Festhalten am Problem ist mit Stagnation gleichzusetzen, was bedeutet, dass Energie gebunden wird. Die Orientierung am Prozess bedeutet Bewegung und die Freisetzung von Energie, sodass sich neue Möglichkeiten ergeben.

Virginia Satir verdeutlichte dies gerne mit der Aussage: „Das Problem ist niemals das Problem. Die Art und Weise, wie wir mit dem Problem umgehen, bereitet uns Probleme."

Dieser notwendige Wechsel wird erreicht, indem auf das „Wie" einer Situation abgezielt wird und nicht auf das „Was". Das „Was" hat eine statische Komponente, wohingegen das „Wie" eine Dynamik in sich trägt. Auf Wie-Fragen erhält man konkrete, sinnliche Schilderungen (Adjektive) und somit einen Zugang zur Welt der Gefühle. Es findet ein Wechsel der Ebenen statt: von einer beschreibenden und damit nicht wirklich beteiligten, zu einer fühlenden und damit stark beteiligten. Auf dieser Ebene ist die Person wieder mit sich selbst im Kontakt und somit auch in der Handlung. Von hier aus lässt sich dann der Prozess starten bzw. weiterführen, und das Problem spielt nur noch eine marginale Rolle.

Die Fokussierung auf das Problem hat auch etwas sehr Entlastendes, liegt doch die Verantwortung nicht mehr bei einem selbst, sondern bei den Umständen, aus denen das Problem erwachsen ist. Die Lösung liegt also auch außerhalb der eigenen Möglichkeiten. Der Wechsel zum Prozess jedoch eröffnet dem Klienten ein Bewusstsein für sich selbst: Er erfährt seine eigene Handlungsfähigkeit und übernimmt wieder Verantwortung für sein Leben.

*Beispiele für Einzelpersonen:*
„Du hast Angst davor, die Stimme zu erheben und lauter zu sprechen? Was macht dir dabei Angst?"
„Wie genau sprichst du gerade zu dir selbst, sodass du so unglücklich und unzufrieden mit dir bist?"

*Beispiele für Paare:*

„Wenn ich zuhöre, wie ihr mir beide jeweils eure Sicht geschildert habt, nehme ich sehr viel Leid in eurer Beziehung wahr. Da wir von unseren Modellen lernen, würde mich interessieren, wie eure Eltern mit ihren Unstimmigkeiten umgegangen sind."

„Ihr beide habt mir berichtet, wie enttäuscht ihr über das Schuleschwänzen eures Sohns seid. Ich frage mich, wie ihr beide über eure Gefühle in dieser Sache gesprochen habt?"

*Beispiele für Familien:*

„Jerry, du fühlst dich frustriert, weil Tim dir nicht sehr motiviert erscheint. Weißt du, was Tim glücklich macht? Wie finden die Mitglieder in dieser Familie heraus, was die jeweils anderen glücklich macht?"

„Du hast in dieser Angelegenheit eine andere Meinung als deine Mutter. Wie gehen die Mitglieder in dieser Familie mit Meinungsverschiedenheiten um?"

## Dysfunktionale Prozesse identifizieren

Nachdem der Fokus vom Problem zum Prozess verschoben wurde, geht es im nächsten Schritt darum, den Familienmitgliedern zu helfen, sich der hinter dem Problem liegenden dysfunktionalen Prozesse bewusst zu werden. Virginia Satir war davon überzeugt, dass die meisten Menschen sich der ablaufenden Prozesse nicht bewusst sind und daher Hilfe benötigen, um ein Verständnis für ihr jeweiliges Reagieren, Interagieren, Kommunizieren und im weitesten Sinne Funktionieren zu bekommen.

*Beispiele für Einzelpersonen:*
„Steve, aus dem, was du mir erzählst, geht hervor, dass du dir selbst oft Versprechen gibst, die du dann aber nicht einhältst! Ist es das, womit du kämpfst?"
„So wie ich es verstehe, Elaine, denkst du, dass dein Ehemann zu hart zu den Kindern ist. Das kannst du ihm aber nicht sagen. Glaubst du Schwierigkeiten zu bekommen, wenn du ihm dies sagen würdest?"

*Beispiele für Paare:*
„So wie ich es sehe, passiert Folgendes bei euch beiden: Ihr empfindet beide Schmerz über das, was in eurer Beziehung passiert, ihr zeigt es aber auf sehr unterschiedliche Art und Weise. Du John, ziehst dich zurück und wirst ganz still. Du Joan, hast im Laufe der Zeit gelernt, dich den Kindern zuzuwenden und nicht John. Ihr wünscht euch mehr Nähe, wisst aber beide nicht, wie ihr das erreichen sollt. Könnt ihr mit dem Bild etwas anfangen?"
„Mein Eindruck ist der, dass ihr beide sehr hohe Erwartungen an die Beziehung hattet, dass diese Erwartungen aber nicht erfüllt wurden. Ihr beide habt gelernt, dass es für euch nicht in Ordnung ist, über Enttäuschungen miteinander zu sprechen. Trifft das zu?"

*Beispiele für Familien:*
„Eines der Bilder, die in mir aufsteigen, während wir miteinander sprechen, ist, dass die Mitglieder dieser Familie nicht wissen, wie sie herausfinden können, was die anderen Mitglieder glücklich macht. Könnte das sein?"
„Während ihr mir beschreibt, wie ein ganz gewöhnlicher Tag in eurer Familie aussieht, bekomme ich das Gefühl, dass ihr alle euch nach Kontakt sehnt, ihr aber nicht wisst, wie ihr das realisieren könnt. Ist das so?"

## Arbeit mit Skulpturen*

Beim Erstellen von Skulpturen werden die einzelnen Mitglieder eines Systems – bzw. diejenigen Mitglieder eines Systems, die gerade für ein Problem wichtig sind – im Raum positioniert. Dabei kann z.B. die Nähe der Personen in der Skulptur die real existierende emotionale Nähe widerspiegeln. Auch können über die Skulptur die jeweiligen Kommunikationsstile der Mitglieder plastisch dargestellt werden. Ziel der Arbeit mit Skulpturen ist es, Prozessen eine anschauliche und im wahrsten Sinne des Wortes körperlich erfahrbare Dimension zu geben und sie somit für den Klienten oder die Mitglieder eines Systems greifbarer zu machen. Die Beteiligten können sehen und spüren, was passiert und dadurch den Prozess bewusst wahrnehmen bzw. auf einer nonverbalen Ebene erfassen und erleben.

Die Arbeit mit Skulpturen kann einerseits eingesetzt werden, um die Beobachtungen, die der Therapeut im Prozess macht, darzustellen und der Familie zu verdeutlichen und andererseits, um tiefer gehende Informationen über die Gefühle der Mitglieder des Systems zu gewinnen und gleichzeitig die Teile an die Oberfläche zu bringen, die wichtig sind bzw. gesehen werden wollen oder sollen.

### Arbeit mit Skulpturen, um Beobachtungen mitzuteilen

Vier Kommunikationsstile bilden die Basis der Arbeit mit Skulpturen, um Beobachtungen mitzuteilen. Sie stellen die am häufigsten gezeigten Reaktionsweisen von Menschen dar, die sich in irgendeiner Form bedrängt, bedroht oder angegriffen fühlen, kurz: die unter Stress stehen. Diese vier Kommunikationsstile sind: *Beschwichtigen, Anklagen, Rationalisieren* und *Ablenken.*

*Beschwichtigen*

Man geht auf ein Knie, in eine bittende und bettelnde Haltung, wobei eine Hand auf dem Herzen liegt und die andere nach oben ausgestreckt ist. Der Blick geht nach oben.

---

* An dieser Stelle möchte ich darauf hinweisen, dass es zwischen dem Familienstellen nach Bert Hellinger und der Arbeit mit Skulpturen nach Virginia Satir einen deutlichen Unterschied gibt: Bei beiden Techniken kann zwar mit Stellvertretern gearbeitet werden, die Ausrichtung der Frage ist jedoch sehr verschieden. Bei Bert Hellinger werden in erster Linie die Familienhistorie und damit auch die Energien, die aus dieser Familiengeschichte in die Gegenwart wirken, aufgestellt und bearbeitet. Bei Virginia Satir liegt der Fokus auf der aktuellen Dynamik innerhalb der Familie: Welche Verhaltensweisen werden aktuell unter Stress gezeigt und wie können diese aufgelöst werden? Bei der Arbeit mit Skulpturen können auch Familienmitglieder aus früheren Generationen aufgestellt werden, dann aber nur vor dem Hintergrund, dass sich der Klient ansehen kann, welche Rollenmuster von diesen Personen gelernt wurden. Es geht immer um das Verstehen des aktuell gezeigten Verhaltens. Das Buch „Familienaufstellungen" von Eva Tillmetz (2001) arbeitet die Unterschiede dieser beiden Techniken sehr gut heraus (Anm. d. Übersetzers).

Um die Wirkung zu verstärken, kann man noch Sätze aussprechen wie: „Es ist alles meine Schuld“, „Es tut mir so leid“.

*Anklagen*

In dieser Kommunikationshaltung steht man aufrecht, mit einem Bein etwas nach vorne. Auf dieses Bein ist das Gewicht leicht verlagert. Eine Hand wird in die Hüfte gestemmt und die andere mit erhobenem Zeigefinger ausgestreckt. Hierbei kann man zur Unterstützung der Wirkung noch Sätze sagen wie: „Es ist alles deine Schuld!“

*Rationalisieren*

Hierbei steht man aufrecht, sehr bewegungslos und fast schon steif. Man hat keinen Augenkontakt und alles, was man von sich gibt, hat einen sehr intellektuellen, unnahbaren Anschein. In dieser Haltung zeigt man keinerlei Reaktionen, schon gar keine Emotionen. Die Sätze werden mit einer monotonen Stimme vorgetragen und sind sehr kompliziert und „verkopft“, wie z.B.: „Wir alle machen Fehler, das macht uns zu Menschen.“

*Ablenken*

In dieser Haltung flieht man aus dem Kontakt, indem man sehr unsicher steht und dabei mit den Armen in verschiedene Richtungen wedelt. Die Kommunikation geht völlig am Thema vorbei und nimmt zu nichts und niemandem wirklich Kontakt auf. Im Extremfall verlässt man sogar den Raum.

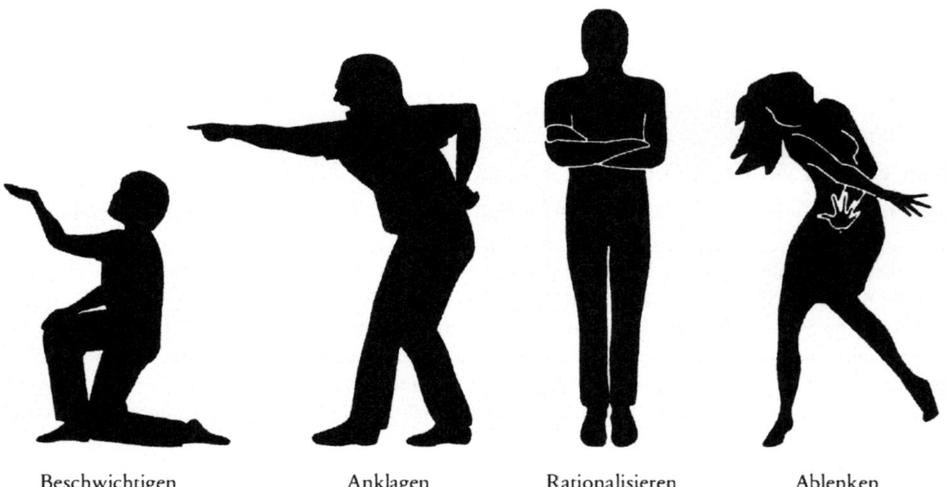

Beschwichtigen Anklagen Rationalisieren Ablenken

Aufgrund der Universalität dieser vier Kommunikationsstile ist es günstig, im Rahmen der Skulptur-Arbeit mit diesen zu beginnen. Probleme können jedoch nicht ausschließlich über diese vier Positionen verdeutlicht werden. Wenn eine Situation es erfordert, können jederzeit passende Haltungen kreiert und den Mitgliedern gezeigt oder erklärt werden, sodass diese die Haltungen ggf. selbst einnehmen können.

Haben alle Familien- bzw. Systemmitglieder ihre jeweilige Position eingenommen, werden sie gebeten, in der Position für einige Zeit zu verharren, um die Wirkung der Haltung deutlich wahrzunehmen. Im Anschluss wird jeder Einzelne befragt, was er oder sie in der jeweiligen Position empfunden hat, sowohl auf der körperlichen als auch auf der emotionalen Ebene.

Diese Kommunikationshaltungen können innerhalb des therapeutischen Prozesses an ganz unterschiedlichen Stellen angewandt werden. Sinnvoll ist ihr Einsatz immer dann, wenn innerhalb der Kommunikation ein Stil auftaucht, der aus der Verteidigung heraus angewendet wird – als Coping-Strategie – oder wenn ein bestimmter Stil sehr häufig gezeigt wird. So kann direkt mit einem Verhalten gearbeitet werden. Unter Umständen gelingt es, dieses Verhalten aufzulösen oder zu verändern, zumindest kann es jedoch bewusst gemacht werden.

Das Sichtbarmachen der vier Kommunikationsstile bedeutet jedoch nicht, dass diese gänzlich vermieden werden sollten. Es kann Zeiten oder Situationen geben, in denen es wichtig und richtig ist, sich zu unterwerfen, anzugreifen, zu intellektualisieren oder aus der Situation zu fliehen. Dies ist immer dann der Fall, wenn die äußere mit der inneren Haltung übereinstimmt, die Reaktion also aus einem Gefühl der Kongruenz heraus geschieht oder wenn sie der Erhaltung der Gesundheit dient.

*Beispiele für das Entstehen einer Skulptur aus der Situation heraus:*
„Während ich euch beiden zugehört habe, wie ihr über eure Beziehung gesprochen habt, ist vor meinem inneren Auge ein Bild entstanden, das ich euch gerne zeigen würde."
„Ich habe ein Bild davon, was es heißt, in dieser Familie zu leben. Lasst mich euch das zeigen."

### Arbeit mit Skulpturen, um tiefer gehende Informationen über Gefühle zu gewinnen

*Beispiele für Einzelpersonen:*
„Wenn du mich aus dieser knienden Position heraus ansiehst, was ist das für ein Gefühl?"

„Ich habe deine laute Stimme und deinen auf die andere Person zeigenden ausgestreckten Finger wahrgenommen. Ist das etwas Vertrautes für dich?"

*Beispiele für Paare:*
„Ich denke, es wäre hilfreich, wenn jeder von euch sein Bild von eurer Beziehung aufstellen würde,und zwar ohne Worte. Jeder platziert den Partner und sich selbst so zueinander, wie er die Beziehung wahrnimmt. Dies kann im Stehen, im Sitzen, im Knien sein. Ihr könnt einander anschauen oder wegsehen, sehr nah bei einander oder sehr weit von einander entfernt sein, je nach dem, was eure Wahrnehmung der Beziehung am Besten widerspiegelt."
„Ich merke, dass es dir schwer fällt, auszudrücken, wie es dir in der Beziehung mit deiner Frau geht, Donald. Das ist absolut in Ordnung, da wir als Menschen sehr viele verschiedene Möglichkeiten haben uns auszudrücken. Wie wäre es, wenn du deine Frau und dich selbst so im Raum platzieren würdest, dass es deiner Wahrnehmung eurer Beziehung entspricht?"

*Beispiele für Familien:*
„Es würde mich sehr interessieren zu sehen, wie jeder von euch die Familie wahrnimmt. Jon, zeig du mir, wie du die einzelnen Mitglieder der Familie zueinander in Beziehung siehst. Stelle jeden so zu dem anderen auf, wie du ihn oder sie wahrnimmst. Ihr anderen seid danach dran."
„Es wäre für mich sehr hilfreich, ein Bild davon zu bekommen, wie es ist, wenn ihr alle zusammen am Mittagstisch sitzt. Wie wäre es, wenn jeder von euch seinen Platz am Esstisch einnehmen würde, so wie ihr auch zu Hause sitzt und ihr mir dann zeigt, was passiert? Wer spricht? Wer ist still? Wer spricht mit wem?"

*Beispiele für Gruppen:*
„Linda, du hast mir gerade deine Wahrnehmung über den Umgang mit Verantwortung am Arbeitsplatz geschildert. Ich habe dazu ein Bild bekommen, das ich gerne mit dir teilen würde. Ich möchte dich bitten, drei Personen aus der Gruppe auszuwählen, die deine Angestellten darstellen. Und ich bitte nun jeden von euch, hierher zu kommen und sich in irgendeiner Art an Linda festzuklammern. Linda, was ist das für ein Gefühl für dich, wenn alle Mitarbeiter so an dir hängen?"
„Steve, ich habe vernommen, dass du einige Schwierigkeiten in deiner Familie hast, und dass es hilfreich wäre, wenn wir uns dies gemeinsam ansehen würden. Wähle aus der Gruppe Personen aus, die deine Mutter, deinen Vater, deine Schwester und dich selbst vertreten. Platziere nun deine Eltern so, wie du sie miteinander im Kontakt wahrgenommen hast. Dann nimm deine Schwester und deinen Stellvertreter und platziere

beide ebenfalls in Beziehung zueinander und zu deinen Eltern, so wie du es zu Hause wahrgenommen hast. Sehr schön. Jetzt bitte ich die Stellvertreter, in der jeweiligen Position zu bleiben. Wie ist das für dich, Steve, deine Familie so zu sehen?"

Der Einsatz von Skulpturen reflektiert zwei grundlegende Prinzipien von Virginia Satirs Arbeit:

1. **Das Tun leitet selbst bereits den Prozess der Veränderung ein.**
   Man hilft den Klienten, sich zu bewegen und bietet ihnen so die Möglichkeit, aus ihren bekannten Verhaltensmustern auszubrechen. Durch die körperliche Erfahrung eines sehr vertrauten Verhaltensmusters und damit gleichzeitig auch dessen direkter und bewusster Wahrnehmung kann eine Veränderung eingeleitet werden.
2. **Jeder Körper verfügt über eine universelle Weisheit, die durch die Arbeit mit der Skulptur zugänglich gemacht wird.**
   Der Körper weiß viele Dinge, die wir Menschen sprachlich nicht ausdrücken und mit unserem Verstand auch nicht erfassen können. Wenn es einem Klienten nicht möglich ist, das, was er fühlt, wahrnimmt oder sieht, in Worte zu fassen, kann die Arbeit mit der Skulptur ein wichtiges und hilfreiches Instrument sein.

## Erforschen

Mithilfe der bereits geschilderten Techniken wurde eine Verbindung des Individuums zu seinem familiären bzw. systemischen Kontext hergestellt. Bei der Technik des Erforschens tritt der familiäre Kontext etwas in den Hintergrund und das Individuum mit seinen Gefühlen, Wahrnehmungen und Interpretationen von Welt wieder mehr in den Vordergrund. Es geht nun um die Herausarbeitung der unterschiedlichen Schichten bzw. Ebenen, die das alltägliche Verhalten eines Menschen beeinflussen.

Die verschiedenen Ebenen des Selbst einer Person kann man sich als Eisberg vorstellen, von dem bekanntlich nur ein kleiner Teil sichtbar ist. Der Großteil jedoch liegt unter der Wasseroberfläche und ist deshalb nicht sichtbar. Die sichtbare Spitze des Eisberges repräsentiert das Verhalten, das von der Außenwelt gesehen und wahrgenommen werden kann. Darunter liegen einige – in der Regel nicht direkt zugängliche – Ebenen, die dieses Verhalten beeinflussen. Zu diesen Ebenen zählen, unterhalb der Wasseroberfläche beginnend und in die Tiefe gehend, *Wahrnehmungen, Interpretationen, Projektionen, Gefühle, Gefühle über Gefühle, Erwartungen, Glaubenssätze, Bedürfnisse, Hoffnungen* und *Sehnsüchte*. Den Kern, im Bild des Eisbergs die unterste Schicht, bildet das eigentliche Ich. Alle darüberliegenden Ebenen sind durch die Erfahrungen des Lebens entstanden und beeinflussen das Verhalten und überdecken gleichzeitig das wahre Ich. Erst wenn man die darüberliegenden Ebenen durchdrungen hat, kann man mit diesem Kern in Kontakt kommen.

Indem man dem Klienten hilft, die verschiedenen Anteile und Ebenen des Selbst zu erforschen und zu verstehen, entwickelt sich bei ihm ein größeres Bewusstsein für sich selbst. Er versteht sich und seine Reaktionen besser und kann daher in Situationen kongruenter sein. Es geht also darum, zu möglichst tiefen Ebenen vorzudringen. Wie weit genau, gibt der Klient vor. Wie weit ein Klient sich öffnen und Zugang zu seinen tieferen Ebenen zulassen kann, hängt u.a. vom Feingefühl des Therapeuten ab, und von der Tiefe der Beziehung zwischen Klient und Therapeuten.

### Wahrnehmungen erforschen

*Beispiele für Einzelpersonen:*
„Wie nimmst du dich selber wahr, wenn du mit deinem Vorgesetzten sprichst?"
„Was nimmst du wahr, wenn du dich im Spiegel betrachtest?""

*Beispiele für Paare:*
„Wenn du deinem Partner zuhörst, was hörst du?"

„Was siehst du, wenn du seinen (Gesichts-)Ausdruck betrachtest?“

*Beispiele für Familien:*
„Als dein Sohn mit dir gesprochen hat, was hast du ihn sagen gehört?“
„Was siehst du, während du deinen Sohn und deine Tochter bei ihrem Gespräch beobachtest?“

**Interpretationen erforschen**
*Beispiele für Einzelpersonen:*
„Wie erklärst du dir selbst dein derzeitiges Verhalten, das dazu führt, dass es dir schlecht geht?“
„Welche Interpretationen hast du für die Situation, sodass in dir das Gefühl entsteht, nicht dazuzugehören?”

*Beispiele für Paare:*
„Wenn du das Gesicht deines Ehemanns betrachtest, welche Bedeutung gibst du dem, was du siehst?“
„Wie interpretierst du die Aussage deiner Frau, dass sie mehr Zeit mit dir haben möchte?“

*Beispiele für Familien:*
„Wenn deine Mutter sagt, sie möchte, dass die Familienmitglieder einander näher sind, was bedeutet das für dich? Wie interpretierst du diese Aussage?“
„Mir ist aufgefallen, dass du deinen Vater sehr genau beobachtet hast. Wie interpretierst du das, was du gesehen hast?“

**Projektionen (Schatten) erforschen**
Für Virginia Satir lagen hinter den Interpretationen die Projektionen oder, wie sie es nannte, die Schatten. Projektionen sind laut Satir Gefühle, die ein Mensch bezüglich einer für ihn wichtigen Person hat. Diese zeigen sich nicht nur im Kontakt mit dieser Person, sondern auch im Kontakt mit anderen. Nach Sigmund Freud sind Projektionen Übertragungen. Projektionen sind also Gefühle und daraus resultierende Verhaltensweisen, die aus einem spezifischen Kontext stammen, und durch andere Situationen oder Personen ausgelöst werden. Wenn der Therapeut also bei der Erforschung von Interpretationen das Gefühl hat, beim Klienten wird noch mehr ausgelöst als nur die reine Interpretation einer Wahrnehmung, dann ist es sinnvoll, auch nach möglichen Projektionen Ausschau zu halten.

*Beispiele für Paare – Dialog 1:*
Virginia: „Wenn du die Stimme deines Ehemanns hörst, Mary, was passiert bei dir?"
Mary: „Ich bin erschrocken."
Virginia: „Was lässt dich erschrecken?"
Mary: „Er hört sich an, als ob er wütend auf mich ist."
Virginia: „Das macht dir Angst bzw. das erschreckt dich?"
Mary: „Ja."
Virginia: „Wie ängstigt es dich?"
Mary: „Vermutlich befürchte ich, dass er mir weh tun könnte."
Virginia: „Hat er das jemals getan?"
Mary: „Nein."
Virginia: „Was glaubst du, wo die Angst dann herkommt?"
Mary: „Als ich noch klein war hat mein Vater, wenn er wütend wurde, häufig die Kontrolle verloren und meiner Mutter weh getan."
Virginia: „Du hast also diese Angst auf deinen Mann übertragen?"
Mary: „Ja, ich denke schon, denn mein Mann hat niemals auch nur annähernd etwas gemacht, das mir weh getan hätte."

*Beispiele für Paare – Dialog 2:*
Virginia: „David, du sagst, du nimmst deine Frau als kontrollierend wahr. Was genau tut sie, dass du sie als kontrollierend wahrnimmst?"
David: „Sie sagt mir, dass sie möchte, dass ich eine Verabredung mit einem Freund am Freitagabend absagen soll."
Virginia: „Du magst es nicht, in eine solche Situation gebracht zu werden?"
David: „Nein, das mag ich nicht."
Virginia: „Ich vermute, dass das Gefühl, nicht von jemandem kontrolliert werden zu wollen, ein sehr starkes ist?"
David: „Ja, das ist es."
Virginia: „Hast du so etwas schon früher einmal erfahren?"
David: „Ja. Meine Mutter hat etwas sehr Kontrollierendes. Als ich 16 war, wollte sie, dass ich mit zu ihrer Kirche gehe. Ich bin stattdessen weggelaufen."
Virginia: „Ist es möglich, dass ein Teil dieses damaligen Gefühls auch heute noch existiert und sich in der Beziehung mit deiner Frau zeigt?"
David: „Ich denke schon. Ich vergesse mich selbst ein Stück weit, wenn meine Frau mir sagt, was ich tun soll."

*Beispiele für Familien – Dialog 1:*
Kim: „Rick fordert mich die ganze Zeit heraus. Er ist genauso wie sein Vater."

Virginia: „Wenn dein Sohn dir mit ‚Nein' antwortet, hast du das Gefühl, dass er wie sein Vater ist?"
Kim: „Ja, sie sind beide eigensinnig."
Virginia: „Wie ist das, wenn du deinen Ehemann als eigensinnig wahrnimmst?"
Kim: „Nun, wenn er sich etwas in den Kopf gesetzt hat, dann lässt er sich durch nichts davon abbringen."
Virginia: „Das ist frustrierend?"
Kim: „Ja, sehr."
Virginia: „Gibt es auch Situationen und Zeiten, in denen Rick kooperativ ist?"
Kim: „Ja."
Virginia: „Wir alle haben manchmal gegenüber anderen Gefühle, die gar nicht von diesen herrühren. Ich frage mich, ob deine Gefühle der Frustration viel mehr mit deiner Beziehung zu deinem Mann zusammenhängen und weniger mit Rick."
Kim: „Das ist gut möglich."

*Beispiele für Familien – Dialog 2:*
Michael: „Sieh nur, wie sich mein Sohn verhält! Er sieht mich nicht an und spricht nicht mit mir! Und so ist er fast die ganze Zeit. Es scheint so, als wäre es ihm lieber, ich wäre nicht da!"
Virginia: „Wie ist das für dich?"
Michael: „Ich fühle mich zurückgewiesen."
Virginia: „Du interpretierst sein Verhalten als gegen dich gerichtet?"
Michael: „Ja, das tue ich."
Virginia: „Gibt es möglicherweise auch andere Gründe für sein Verhalten?"
Michael: „Ich denke schon."
Virginia: „Gab es früher in deinem Leben einmal eine Zeit, in der du Zurückweisung erfahren hast?"
Michael: „Ja, durch meinen Vater. Er mochte mich nicht."
Virginia: „Könnte es sein, dass diese Gefühle von damals in die Interpretation eingeflossen sind, wie du das Verhalten deines Sohnes dir gegenüber siehst?"
Michael: „Darüber habe ich noch nie nachgedacht."

**Gefühle erforschen**

Um Gefühle zu erforschen, wird das Zusammenspiel von Worten und Körpersprache beobachtet. Bei Diskrepanzen liegt die Vermutung nahe, dass der Klient versucht, seine Gefühle entweder durch das Gesprochene oder durch die Körpersprache zu verstecken oder wegzudrücken.

Vielen Klienten fällt es sehr schwer, Zugang zu ihren Gefühlen zu bekommen bzw. diese zu identifizieren und auseinanderzuhalten. Als Therapeut kann man ihnen helfen, indem man sie zunächst Kontakt zu ihrem Körper aufnehmen lässt. Hierzu dienen Fragen wie z.B.: „Gibt es einen Teil deines Körpers, dessen du dir gerade sehr bewusst bist? Bist du dir über Verspannungen in deinem Körper bewusst? Wo spürst du das in deinem Körper?" Des Weiteren ist es auch hilfreich, wenn der Klient die Augen schließt, tief einatmet und seinem Atem folgend in den Körper geht und in sich hineinfühlt und -horcht und nach aufsteigenden Empfindungen, Bildern und Eindrücken Ausschau hält. Gemeinsam mit dem Klienten können so entstehende Bilder dann in einen möglichen Zusammenhang mit Gefühlen gebracht werden.

*Beispiele für Einzelpersonen:*
„Was fühlst du in diesem Moment?"
„Geh in dich hinein und beschreib mir, was du fühlst."

*Beispiele für Paare:*
„Wie fühlst du dich, wenn du deinen Ehemann über seinen Schmerz berichten hörst?"
„Wenn du dich mit deinen Erwartungen verbindest, die du hinsichtlich der Ehe hattest, wie fühlt sich das an?"

*Beispiele für Familien:*
„Nachdem du ein neues Bild von deinem Vater entworfen hast, wie fühlst du dich?"
„Wie fühlst du dich, während du deinem Ehemann und deinem Sohn zusiehst, wie sie sich austauschen?"

**Gefühle über Gefühle erforschen**

Mit der Frage nach Gefühlen über Gefühle versucht der Therapeut hinter selbige zu blicken. Bestimmte natürliche Empfindungen wie Wut, Ärger, Lust etc., werden oft unterdrückt, weil es in der (Ursprungs-)Familie die Regel gibt, dass diese Gefühle nicht gefühlt werden dürfen. Solch familiäre oder auch individuelle Glaubenssätze können mit einem Blick hinter die Gefühle erforscht werden.

*Beispiele für Einzelpersonen:*
„Wie fühlt es sich an, wenn du dich erleichtert fühlst?"
„Wie ist das für dich, wenn du Angst hast?"

*Beispiele für Paare:*
„Wenn du dich auf die Enttäuschung über die Beziehung konzentrierst, wie fühlt sich das an?"
„Jetzt, wo du dich mit deinem Partner stärker verbunden fühlst, was für ein Gefühl steigt dabei in dir auf?"

*Beispiele für Familien:*
„Wegen dieser Sache bist du wütend auf deine Mutter. Wie ist das für dich, wenn du wütend auf deine Mutter bist?"
„Dir ist gerade bewusst geworden, welche Distanz zwischen dir und deinem Sohn besteht und dass dich das traurig macht. Wie fühlt sich das für dich an, wenn du traurig bist?"

**Erwartungen erforschen**
*Beispiele für Einzelpersonen:*
„Was erwartest du von dir, wenn du ärgerlich oder wütend wirst?"
„Erwartest du von dir, dass du immer alles perfekt und richtig machst?"

*Beispiele für Paare:*
„Welche Erwartungen hattest du an deinen Mann, Jean?"
„John, als du Jean geheiratet hast: Welches war deine größte Angst für eure Ehe?"

*Beispiele für Familien:*
„Harry, als du erfahren hast, dass du Vater einer Tochter sein würdest, welche Hoffnungen hast du in sie gelegt?"
„Bob, als du in eine ‚fertige Familie' gekommen bist, welchen Einfluss auf dein Leben hast du erwartet?"

**Glaubenssätze erforschen**
*Beispiele für Einzelpersonen:*
„Das hört sich an, als glaubtest du, es könnte gefährlich sein, um die Befriedigung deiner Bedürfnisse zu bitten. Ist das so?"
„Was hast du bezüglich anderer (Wahl-)Möglichkeiten in diesem Zusammenhang gelernt?"

*Beispiele für Paare:*
„Wenn ich das richtig verstanden habe, glaubst du, dass deine Frau dich nicht liebt, wenn sie in dieser Sache einer anderen Meinung ist. Ist es das, was du dir selber sagst?"

„Glaubst du, dass dein Mann wissen sollte, was er für dich tun kann oder muss, ohne dass du ihn darum bittest oder fragst?"

*Beispiele für Familien:*
„Muriel, was glaubst du wird passieren, wenn du deine Gefühle deiner Mutter mitteilen würdest?"
„Terry, wenn du deine Sorgen über die abenteuerlustige Art deines Sohnes zum Ausdruck bringst, stellt sich mir die Frage, ob du vielleicht der Meinung bist, die Welt dort draußen sei ein sehr gefährlicher Ort?"

Neben der Erforschung von Glaubenssätzen und Regeln innerhalb einer Familie fragte Virginia Satir auch oft nach etwas heiklen Themen, z.B. wie in einer Familie Wut ausgedrückt oder wie mit Konflikten umgegangen wurde.
„Ich frage mich, wie die Mitglieder dieser Familie einander zeigen, dass sie wütend sind?"
„Janey, was passiert in dieser Familie, wenn einzelne Familienmitglieder nicht einer Meinung sind oder nicht der allgemein gültigen Meinung zustimmen?"

**Bedürfnisse erforschen**
*Beispiele für Einzelpersonen:*
„Was würdest du dir in diesem Zusammenhang von dir selbst wünschen?"
„Aus dem was du sagst, höre ich das Bedürfnis heraus, mehr Zeit für dich selbst zu haben. Ist das richtig?"

*Beispiele für Paare:*
„Was wünscht du dir von deinem Ehemann, wenn er zu Hause ist?"
„Du wünscht dir mehr verbale Unterstützung von deiner Frau. Ist es das, was du sagen möchtest?"

*Beispiele für Familien:*
„Kannst du mir eine Sache sagen, die du dir von deinem Stiefvater wünschst?"
„Was wünscht du dir für die Beziehung zu deiner erwachsenen Tochter?"

**Hoffnungen erforschen**
*Beispiele für Einzelpersonen:*
„Was hoffst du wird hier heute passieren, Susan?"
„Welche Hoffnungen hast du für dich selbst, John, wenn du dich dir in fünf Jahren vorstellst?"

*Beispiele für Paare:*
„Wenn du früher an Heirat dachtest, Karen, welche Hoffnungen hattest du bezüglich deines künftigen Ehemannes?"
„Joe, du hattest große Hoffnungen, als du um die Hand von Karen angehalten hast. Welche Hoffnungen waren das?"

*Beispiele für Familien:*
„John, als du erfahren hast, dass deine Frau einen Sohn bekommt: Wie, hast du gehofft, würde er sein?"
„Wenn du siehst, dass deine Eltern wieder einen Weg zueinander finden, Suzy, was hoffst du wird dadurch mit der Familie passieren?"

**Sehnsüchte erforschen**

Sehnsüchte kann man sich als die unterste Schicht des Selbst vorstellen. Im Verlauf des Heranwachsens werden sie oft mit Verboten oder Strafen belegt und deshalb verdrängt und weggeschoben. Im therapeutischen Prozess ist es wichtig, dass der Klient sich dieser Sehnsüchte bewusst wird, damit er ihnen gegenüber eine akzeptierende Haltung einnehmen kann. Sehnsüchte sind etwas Universelles und daher auch nichts, dessen man sich schämen müsste.

Sich seiner Sehnsüchte bewusst zu werden, eröffnet den Zugang zu einer sehr tiefen Energiequelle. Da die Sehnsüchte meist schon in der frühen Kindheit unterdrückt werden, ist an sie auch eine sehr starke ursprüngliche Energie voller Lebensfreude gebunden. Gleichzeitig wird über den Zugang zu den Sehnsüchten auch die Tür zum eigentlichen Ich geöffnet, welches das Zentrum der Energie darstellt. Von daher ist es in der therapeutischen Arbeit sinnvoll, bei der Erforschung der vielen Ebenen bis zu den Sehnsüchten zu gelangen.

*Beispiele für Einzelpersonen:*
„Du bist wütend auf deine Mutter, da sie dich immer wieder enttäuscht. Wonach sehnst du dich im Hinblick auf deine Mutter?"
„Du hast einen sehr schmerzhaften Ausdruck, wenn du berichtest, wie dein Vater dir seine Missbilligung zeigt. Gibt es in dir die Sehnsucht, dass er dich anerkennt?"

*Beispiele für Paare:*
„Susan, wenn du das Gefühl des Verlassenworden-Seins durch deinen Ehemann erlebst, bist du dir eventuell eines Gefühls aus der Kindheit bewusst? Nämlich dass du dich danach gesehnt hast, dass dein Vater für dich da ist?"

„Rick, wenn du deine Enttäuschung darüber zum Ausdruck bringst, dass deine Talente und Anstrengungen in deiner Ehe so wenig gewürdigt und anerkannt werden, frage ich mich, ob es in dir nicht eine Sehnsucht nach Anerkennung gibt, die älter ist als deine Ehe?"

*Beispiele für Familien:*
„Margareta, wenn ich deine Äußerungen über die Teilnahme deiner Mutter an eurem Familienleben höre, habe ich den Eindruck, du sehnst dich nach ihrer Anerkennung. Könnte das stimmen?"
„Wenn du von deinem Sohn hörst, dass er sich nach deiner ungeteilten Aufmerksamkeit sehnt, Paul, ist dir das vertraut? Gibt es auch einen Teil in dir, der sich nach der ungeteilten Aufmerksamkeit seines Vaters gesehnt hat?"

**Das Eisberg-Modell**
Zum Abschluss dieser Technik wird das Modell des Eisbergs grafisch dargestellt. Das Verhalten, als sichtbarer Teil des Eisbergs, liegt oberhalb der Wasseroberfläche. Alle weiteren Ebenen liegen darunter. Das Zentrum unseres Seins, der Ort, von dem unsere Lebensenergie stammt, ist die Ebene des „ICH", die beim Eisberg ganz unten liegt.

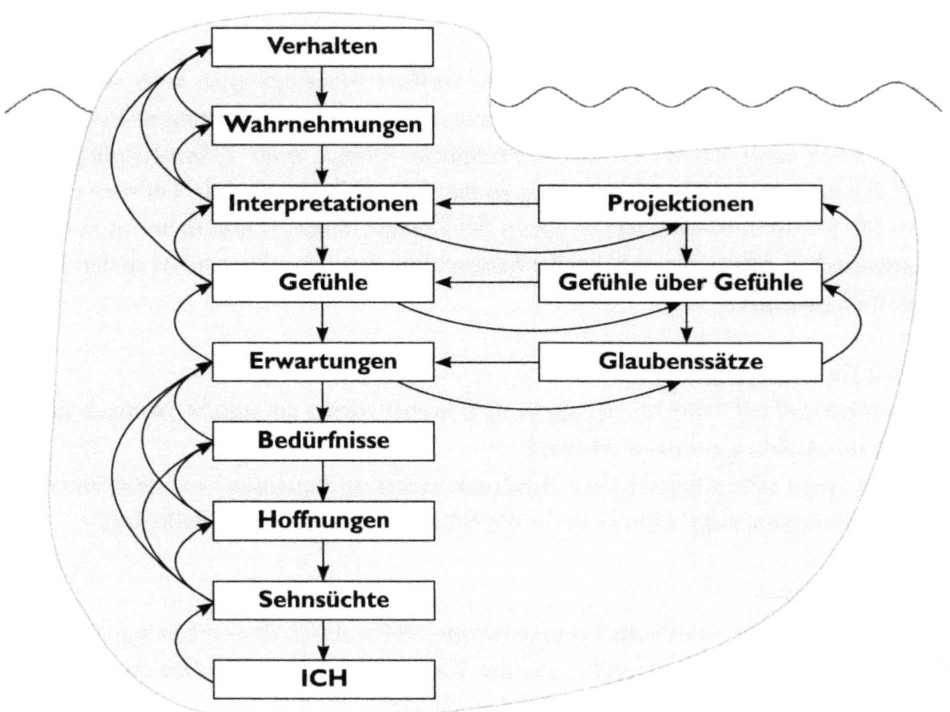

Die nach unten bzw. nach links weisenden Pfeile (auf der rechten Seite der Grafik) sollen darstellen was passiert, wenn ich das Verhalten einer anderen Person beobachte. Dieses Verhalten wird durch die vielen Ebenen gefiltert, bis es schließlich bei mir ankommt. Durch die Filterung wird die ursprüngliche Botschaft sehr verfremdet. Die Filter entstehen im Laufe unserer Entwicklung, aus erfahrenen Verletzungen, Enttäuschungen und Ablehnungen und wollen das „ICH" vor neuen Verletzungen schützen.

Die nach oben und rechts weisenden Pfeile (auf der linken Seite der Grafik) bilden ab, was passiert, wenn in mir eine Sehnsucht entsteht, die befriedigt werden will. Auch auf dem Weg nach oben müssen die vielen Ebenen durchlaufen werden. Die darin gespeicherten Erfahrungen beeinflussen mein gezeigtes Verhalten. Es ist nicht mehr mit der ursprünglichen Kraft und Eindeutigkeit verbunden, sondern durch die vielen Ebenen bzw. Erfahrungen entfremdet und geschwächt. Gleichzeitig stellen die Pfeile nach oben auch den ursprünglichen Energiefluss dar und damit auch die Verbindung der einzelnen Ebenen untereinander.

Die drei Ebenen auf der rechten Seite (Projektionen, Gefühle über Gefühle und Glaubenssätze) bilden die Teile ab, die die gesellschaftliche Kontrolle symbolisieren. Auf diesen Ebenen wird entschieden, welche Gefühle wir haben dürfen, welchen Glaubenssätzen wir folgen und damit auch, welche Erwartungen wir haben dürfen. Über die Projektionen schließlich wird festgelegt, wer aus unserer Vergangenheit über unsere Interpretationen entscheidet. Sind diese drei Ebenen aktiviert, werden wir fast gänzlich von der Energie des „ICH" abgeschnitten.

Das Bild des Eisbergs eignet sich sehr gut als therapeutisches Instrument, da es sehr anschaulich ist. Zudem kann der Therapeut mithilfe dieses Bildes sehr systematisch Veränderungen herbeiführen, indem die einzelnen Ebenen bearbeitet werden. Wie ich selbst schon in diversen Trainingseinheiten erleben durfte, lässt die Arbeit mit dem Eisberg auch verschiedenste Formen der Intervention zu.

## Phase 4: Akzeptanz herstellen

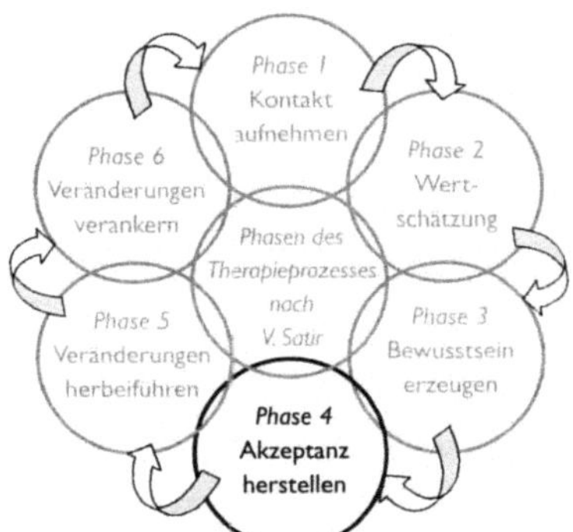


Virginia Satirs Arbeit folgt dem Leitgedanken, dass eine Akzeptanz des eigenen Selbst die Grundlage für den Heilungsprozess ist. Die Akzeptanz des eigenen Selbst bewirkt eine Stärkung des Selbstwertes und bildet gleichzeitig die Basis, von der aus Veränderungen eingeleitet und vorgenommen werden können.

Wenn ein Mensch in der Lage ist, sich selbst mit seinen Stärken und Schwächen anzunehmen, so hat er genug innere Kraft und Selbstbewusstsein, sich selbst und sein Handeln infrage zu stellen. Aus dieser Position heraus ist es möglich, Veränderungen vorzunehmen. Aus dieser inneren Haltung heraus kann auch ein anderer Mensch angenommen und akzeptiert werden, denn für ein stabiles Selbst stellen andere Menschen keine Gefahr oder Bedrohung dar. Vielmehr eröffnen sie Möglichkeiten, sich selbst im Kontakt mit anderen zu erfahren und in diesem Kontakt zu wachsen. Als positive Rückkopplung sowohl der Akzeptanz des eigenen Selbst als auch der des anderen erfährt man etwas Neues, worüber sich Veränderungen einstellen können.

In dieser vierten Phase geht es darum, den Fokus vom einzelnen Individuum auf alle Mitglieder des Systems zu erweitern. Erst auf der Grundlage der Wertschätzung der eigenen Person ist es möglich, eine andere Person in ihrer Einzigartigkeit anzunehmen und zu akzeptieren. Um die Wertschätzung für einen selbst ging es in der dritten Phase (Bewusstsein erzeugen). Diese vierte Phase baut somit auf den vorherigen zwei Phasen auf und vollendet die Basis, von der aus Veränderungen vorgenommen werden können.

Die Techniken, die der vierten Phase zugeordnet werden können, sind: *Normalisieren, Bezug zur Person herstellen, Brücken schlagen, Reframing* und *einen Vertrag abschließen.*

## Normalisieren

Um es dem Klienten zu erleichtern, sich selbst besser zu akzeptieren, ist eine Normalisierung seiner Wahrnehmungen von Lebenssituationen hilfreich. Alle Menschen machen ihre Erfahrungen und lernen daraus und gerade schmerzhafte Erfahrungen bieten häufig potenziell viele Entwicklungsmöglichkeiten. Wenn der Therapeut die Gabe hat, solchen Erfahrungen mit einem gewissen Maß an liebevollem Humor zu begegnen, so kann man einer Situation viel an Schwere nehmen. Kann der Klient über sich selbst lachen, kann er auch die Erfahrungen besser annehmen. Über die Technik des Normalisierens wird zudem sehr viel Wertschätzung für den Klienten und seine Situation transportiert.

*Beispiele für Einzelpersonen:*
„Fehler zu machen gehört zum Menschsein. Fehler zeigen uns, wo wir noch etwas lernen und wie wir daran wachsen können."
„Du nimmst dich also als etwas stämmig wahr. Ich kenne das selber sehr gut!"

*Beispiele für Paare:*
„Euch ist nun bewusst, dass ein Teil von euch aus einem Bedürfnis nach Sicherheit heiraten wollte. Nun, das ist ein Teil des Ganzen!"
„Alle Paare müssen durch eine Phase der Enttäuschung nach der Hochzeit. Ich frage mich, wie ihr beiden damit umgegangen seid?"

*Beispiele für Familien:*
„Kennt sonst jemand in dieser Familie diese Angst, zu sagen was man fühlt?"
„Ich denke, wir alle mussten als Teenager im Prozess des Erwachsenwerdens durch eine schwierige Phase."

## Bezug zur Person herstellen

Klienten tendieren oft dazu, die Ursache für Probleme im Außen zu suchen, also in der jeweiligen Situation, den Umständen oder bei anderen Menschen. Wenn dies passiert, ist es sehr wichtig, den Fokus des Klienten zurück auf sich selbst zu lenken, damit er seine eigenen Anteile an dem Problem sehen, akzeptieren und möglicherweise auch verändern kann. Verändern kann man nur sich selbst, nicht das Außen.

Auch für diese Technik gilt, was bereits beim *Vom Problem zum Prozess wechseln* (s. Seite 50f.) betont wurde: Nur das Individuum selbst kann den Prozess beginnen und muss dafür bei sich bleiben – nicht im Außen oder beim Problem.

*Beispiele für Einzelpersonen:*
„Ich höre deine Frustration und ich frage mich, was du dir selber sagst, damit du frustriert bleibst?“
„Kent, wie schaffst du es, dich derart abzulenken, dass du dein Versprechen, den Abwasch zu machen, nicht einhältst?“

*Beispiele für Paare:*
„Du nimmst deinen Ehemann als ‚Weichei' wahr. Wenn ich von dem ausgehe, was du mir etwas früher erzählt hast, habe ich die Vermutung, dass du selbst etwas darüber weißt, wie es ist, ein ‚Weichei‘ zu sein. Stimmt das?“
„Ich höre dich sagen, was du denkst, was deine Frau gerne hätte. Aber was ist mit dir, was möchtest du, Harry?“

*Beispiele für Familien:*
„Das hier hat nicht sehr viel mit deiner Mutter zu tun, Karen, es hat sehr viel mit dir zu tun. Und du weißt das, nicht wahr?“
„Du befürchtest, dass deine Kinder nicht für sich einstehen können. Ist das vielleicht deine eigene Angst?“

## Brücken schlagen

In der Einleitung zu dieser Phase wurde bereits erläutert, dass die Akzeptanz des eigenen Selbst nur einen Teil des Ganzen ausmacht. Der noch fehlende Teil – einen anderen Menschen zu akzeptieren – ist in aller Regel sehr schwierig, besonders wenn man mit diesem Menschen einen Konflikt hat. Arbeitet man nun Gemeinsamkeiten heraus, so kann dies eine sehr effektive und schöne Möglichkeit sein, einen Weg zur Akzeptanz zu finden. Zwischen beiden Personen wird eine Brücke der Gemeinsamkeiten, beruhend auf gleichen Ansichten oder Werten, geschlagen. Auf dieser Brücke können sie sich begegnen und einen neuen Anfang versuchen.

*Beispiele für Einzelpersonen:*
„Mary, ich höre auch von dir, dass du etwas über die Einsamkeit weißt, die deine Tochter in der Schule spürt."
„Wenn du dich mit der Entschlossenheit deines Vaters verbindest, ist das etwas, das du auch kennst?"

*Beispiele für Paare:*
„Es fällt dir schwer zu tolerieren, dass dein Ehemann Probleme hat, sich gegenüber Autoritäten durchzusetzen. Ist das etwas, das auch dir vertraut ist?"
„Du hast gehört, wie deine Frau über ihre Angst bezüglich der Zukunft eures Sohnes gesprochen hat. Ist das eine Angst, die du selbst auch kennst?"

*Beispiele für Familien – Dialog 1:*
Vater: „Steve verhält sich so, als ob er nicht mehr zu unserer Familie gehört. Wenn er zu Hause ist, ist er entweder in seinem Zimmer und hört Musik oder er ist am Telefon und spricht mit einem Mädchen. Ich verstehe nicht, warum er seine Zeit nicht mit uns verbringt."
Virginia: „In Ordnung, lass mal sehen. Steve ist 17 Jahre alt. Welche Interessen hattest du, als du 17 warst?"
Vater: „Autos und Mädchen."
Virginia: „Du kennst also einen Teil von dem, was ihn interessiert."

*Beispiele für Familien – Dialog 2:*
Virginia: „Vater, was wünschst du dir für deinen Sohn, wenn er erwachsen ist?"
Vater: „Ich wünsche mir, dass er verantwortungsvoll ist und dass er seine Familie versorgen kann. Deshalb werde ich auch immer sehr böse mit ihm, wenn er sich bei uns zu Hause so verantwortungslos verhält."

Virginia: „Mutter, was wünschst du dir für deinen Sohn, wenn er erwachsen ist?"
Mutter: „Ich möchte, dass er ein guter Vater und Ehemann wird. Aber ich denke nicht, dass man das erreicht, indem man ihn anschreit, wenn er seine Hausarbeiten nicht ordentlich erledigt."
Virginia: „Ihr wollt also beide das Gleiche für euren Sohn. Ihr seid euch nur nicht einig, wie man ihm dabei helfen kann."

## Reframing*

Akzeptanz entsteht erst in dem Moment, wo etwas angenommen werden kann. Werden ein Persönlichkeitsanteil oder ein Verhalten nicht wertgeschätzt, ist es auch nicht möglich, diese zu akzeptieren. Bei der Technik des Reframing (sie wird häufig im NLP eingesetzt) werden eine Situation, ein Verhalten oder auch ein Persönlichkeitsanteil in ein neues Licht gerückt und somit mit anderen Augen betrachtet. So kann Wertschätzung entstehen, die schließlich zur Akzeptanz führt. Wird das abgelehnte Verhalten mit einer Portion Humor in ein positives Licht gerückt, erleichtert das seine spätere Akzeptanz erheblich.

*Beispiele für Einzelpersonen:*
„Du bezeichnest dich selbst als dickköpfig. In welchen Situationen, glaubst du, hat dir deine Beharrlichkeit schon geholfen?"
„Könntest du dir vorstellen, dass es Zeiten oder Situationen gibt, in denen du deinen unehrlichen Anteil brauchst?"

*Beispiele für Paare:*
„Dein Mann verfügt anscheinend auf diesem Gebiet über gut entwickelte Fähigkeiten." (Die Frau hatte vorher berichtet, wie ihr Mann sie kritisiert hatte.)
„Wie ich höre, habt ihr beiden keine Schwierigkeiten damit, eure Wünsche zu äußern, um Bedürfnisse erfüllt zu bekommen." (Beide Partner hatten sich gegenseitig des Egoismus bezichtigt.)

*Beispiele für Familien:*
„Ich sehe, dass die einzelnen Mitglieder dieser Familie sehr gut ihre jeweiligen Positionen verteidigen können." (Hier wurde ein Machtkampf umgedeutet.)
„Jerry, wie geht es dir damit, dass dein Sohn so langsam ein Mann wird und lernt, für sich selbst zu sorgen?" (Ein ungewünschtes Verhalten des Sohnes wird in einen Entwicklungsschritt umgedeutet.)

---

* Der englische Begriff *reframing* bietet ein schönes Bild für diese Technik, denn frei übersetzt bedeutet er soviel wie „neu rahmen". Etwas Altes bekommt einen neuen Rahmen und damit auch ein neues Gewand. Der gängige deutsche Begriff für Reframing ist „umdeuten", eine für mein Empfinden nur unbefriedigende Lösung. Ich habe mich deshalb entschlossen, den englischen Begriff auch in der Übersetzung zu verwenden (Anm. des Übersetzers).

## Einen Vertrag abschließen

Zum Abschluss der vierten Phase wird ein Vertrag geschlossen. Diese Technik bildet auch den Übergang zur nächsten Phase, der Phase der Veränderungen.

Bevor der Therapeut einem Klienten oder einem System seine Beobachtungen oder Gedanken mitteilt, sollte er sich versichern, dass alle Beteiligten dies auch wünschen. Virginia Satir fragte dazu jeden Einzelnen im System, ob er sich ihr Bild einer Situation ansehen oder anhören möchte. Sie schloss mit jedem einen mündlichen Vertrag. Auch wenn ein Klient oder ein System an den Punkt gelangten, an dem das „Alte" nicht mehr funktionierte und es deutlich wurde, dass eine Veränderung anstand, holte sie sich hierfür die Einwilligung.

Erhält der Therapeut vom System oder von einem einzelnen Mitglied diese Einwilligung nicht, so ist dies ein Zeichen, dass noch keine Bereitschaft besteht, sich auf die Veränderungen einzulassen. An dieser Stelle ist es jedoch sehr wichtig, mit der Energie des Systems zu gehen. Eine Möglichkeit, weiter in Richtung Veränderung zu gehen, besteht darin, den Schritt kleiner zu gestalten, sodass die Angst vor der Veränderung abnimmt.

Zum Vertragsabschluss gehören zwei Dinge: Zum einen treten Therapeut und Klient in eine offene Kommunikation. Der Therapeut fungiert als Modell, indem er nach etwas fragt, auf das der Klient auch mit „Nein" antworten kann. Zum anderen erhält der Klient durch das Anbieten eines Vertrages Wahlmöglichkeiten. Nimmt er diese wahr, ist das ein erster Schritt in Richtung Veränderungen. Ist sich nämlich ein Mensch seiner Wahlmöglichkeiten bewusst, ist er in der Lage, etwas zu verändern!

Bereits über sehr kleine Schritte im Vorfeld einer Veränderung sollten Verträge geschlossen werden. Der Therapeut kann eine Vertrauensbasis aufbauen, denn der Klient merkt, dass der Therapeut sein Tempo und seine Bereitschaft, etwas zu verändern, wahrnimmt und berücksichtigt. So lernt der Klient, dem Therapeuten, aber auch sich selbst und seinen eigenen Fähigkeiten zu vertrauen. Dies ist die Grundlage für spätere größere Schritte der Veränderung im weiteren Verlauf der therapeutischen Arbeit.

*Beispiele für Einzelpersonen:*
„Ich habe ein Bild von dem, was meines Erachtens mit dir passiert. Würdest du es gerne ‚sehen' bzw. hören?"

„Wärest du bereit zu akzeptieren, dass der Kommunikationsstil des Beschwichtigens dir bis heute geholfen hat zu überleben, dass er dich nun aber in deiner Entwicklung behindert?“

*Beispiele für Paare:*
„Ich greife aus dem was du sagst heraus, dass du nicht weißt, was deinen Ehemann glücklich macht. Wärest du bereit, von ihm selbst zu hören, was ihn glücklich macht?“
„Ihr habt euch beide gegenseitig angegriffen, und das hat nicht funktioniert. Wäret ihr beide bereit, einige Veränderungen bezüglich der Art und Weise, wie ihr miteinander umgeht, auszuprobieren und anzunehmen?“

*Beispiele für Familien:*
„Ich habe ein Bild von dem, was meiner Ansicht nach den Menschen in dieser Familie Schmerzen bereitet. Möchtet ihr, dass ich euch mein Bild zeige?“ (Wenn die Familienmitglieder zustimmen, würde Virginia Satir z.B. eine Skulptur mit ihnen stellen.)
„Ich denke, die Mitglieder in dieser Familie fühlen sich missverstanden. Ich habe einige Ideen, wie es dazu kommen könnte. Wollt ihr diese hören?“ (Virginia Satir würde dann jeden Einzelnen in der Familie fragen, sodass sie die Zustimmung aller Mitglieder hat und damit auch deren Unterstützung.)
„Ich habe eine Vermutung, woher die Schmerzen in dieser Familie rühren. Und vielleicht habe ich auch etwas, das man dagegen tun könnte. Wollt ihr es hören?“

## Phase 5: Veränderungen herbeiführen

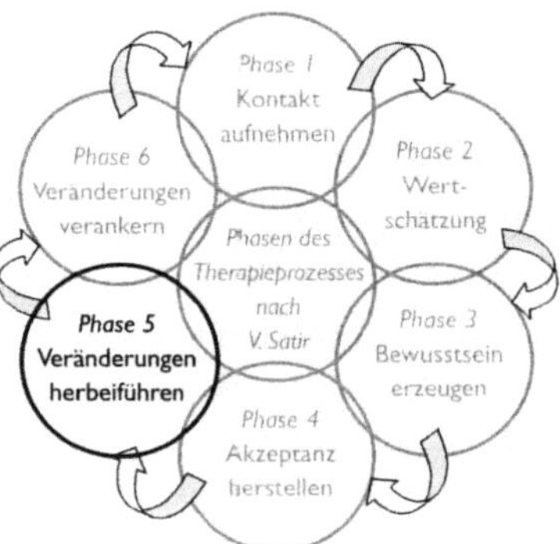


Aufbauend auf den bereits vorgenommenen Schritten der vorherigen vier Phasen geht es in dieser fünften Phase darum, beim Klienten Veränderungen einzuleiten und anzuregen. Diese Phase unterscheidet sich aus verschiedenen Gründen von den vorhergehenden, was bereits damit beginnt, dass der Therapeut strikter und auf ein Ziel hin ausgerichtet arbeiten muss. Rufen wir uns an dieser Stelle noch einmal das Stufenmodell der Veränderung (s. Seite 16ff.) ins Gedächtnis, so befinden wir uns mit der Phase fünf im Übergang zwischen den Stufen zwei, „Eintritt eines fremden Elements" und drei, „Chaos". Aufseiten des Klienten ist dieser Zustand durch starke Irritation und Abwehr gekennzeichnet: Das Neue ist noch nicht sichtbar oder erreichbar, das Alte hingegen kennt er sehr gut. Der Klient fühlt sich zwar zum Neuen hingezogen, kennt den Weg dorthin allerdings noch nicht. Der Therapeut hat deshalb die Aufgabe, sich mit den Anteilen des Klienten zu verbinden, die eine Veränderung wünschen und sie auf diesem Weg zu führen.

Damit ist ein weiterer Aspekt angesprochen, nämlich der der Führung. War in den vorherigen Phasen der Klient derjenige, der die Führung stark mitbestimmen konnte, so muss in dieser Phase der Therapeut in seinem Handeln sehr viel direktiver sein. Der Klient kommt nun mit seinen Widerständen in Kontakt, die aus verschiedensten Gründen versuchen werden, eine Weiterentwicklung zu behindern. Daher muss der Therapeut an dieser Stelle die Führung für den Klienten übernehmen.

In dieser Phase sind die Person des Therapeuten und sein Kontakt zum Klienten von zentraler Bedeutung. Ist es in den vorhergehenden Phasen gelungen, einen vertrauensvollen Kontakt aufzubauen und wird der Therapeut vom Klienten und den Mitgliedern des Systems als kongruentes Modell wahrgenommen, so können die anstehenden Veränderungen vom Klienten bzw. vom System nun leicht angenommen und umgesetzt werden.

Die Techniken, die dieser Phase zugeordnet werden können, sind: *Unterbrechen, Herausfordern bzw. Anzweifeln, Spezifizieren, Vorbild sein, Regeln brechen, Führen, Dialoge aktivieren, Beschuldigen, Beenden* und *Unterscheiden.*

## Unterbrechen

Dysfunktionale Prozesse sind in aller Regel gut aufeinander abgestimmte und gut trainierte Verhaltensweisen und häufig die Grundlage von Problemen. Werden solche Prozesse im therapeutischen Arbeiten vom Therapeuten wahrgenommen und erkannt, sollte er umgehend intervenieren und diese unterbrechen. Zum einen geht es darum, diese Prozesse dem Klienten bzw. dem System deutlich zu machen, zum anderen sollte die Energie, die in ihnen gebunden ist, für Veränderungen bzw. kongruente Interaktionen freigesetzt werden. Durch die Unterbrechung der antrainierten Abläufe ist der Klient bzw. das System für einen Moment irritiert und dadurch offen, in den Prozess zu gehen. Der Prozess der Veränderung hat somit begonnen.

*Beispiele für Einzelpersonen:*
„Warte eine Minute, Linda. Glaubst du wirklich, dass deine Mutter dich bis zu deinem sechsten Lebensjahr nicht gebadet hat?“
„Warte, Jim, lass uns an dieser Stelle einen Blick auf deine Erwartungen werfen.“

*Beispiele für Paare:*
„Warte, Shirley, verwende ‚ich‘ anstelle von ‚wir“. Sprich für dich selbst.“
„Lasst uns an dieser Stelle kurz anhalten. Ich möchte euch nämlich mitteilen, wie ich sehe, was mit euch beiden gerade passiert.“

*Beispiele für Familien:*
„Lasst uns sehen, ob wir gemeinsam etwas anderes ausprobieren können.“
„In Ordnung. Jetzt wo wir wissen, wo die Schmerzen und Verletzungen herrühren, lasst uns gemeinsam nach anderen Möglichkeiten für diese Familie suchen.“

## Herausfordern/Anzweifeln

Neben dem Unterbrechen ist das Anzweifeln von dysfunktionalen Verhaltensweisen, unrealistischen Erwartungen oder dysfunktionalen Glaubenssätzen* eine weitere Technik, um diese einerseits dem Klienten oder dem System bewusst zu machen und um sie andererseits verändern zu können.

*Beispiele für Einzelpersonen:*
„Stimmt es wirklich, dass du immer nett sein musst? Oder gibt es auch Zeiten oder Situationen, in denen es in Ordnung ist, wenn du mal nicht nett bist?"
„Bist du bereit, für dich selbst einen neuen Prozess zu beginnen?"

*Beispiele für Paare:*
„Jetzt da du einsiehst, dass du unpassende Erwartungen an deinen Mann gestellt hast: Wärest du bereit, diese loszulassen?"
„Glaubst du wirklich, dass deine Frau zusammenbrechen würde, wenn du ihr erzählst, was gerade bei dir passiert?"

*Beispiele für Familien:*
„Wenn du jetzt deine Tochter ansiehst, Susann, kannst du ihr sagen, was du tief in deinem Herzen für sie empfindest?"
„Jeff, wärest du bereit, deinem Vater zu sagen, wie es für dich war, als er die Familie verlassen hat?"

---

* Siehe dazu Anhang 3 (Gebräuchliche dysfunktionale Glaubenssätze), S. 114f.

## Spezifizieren

Die Bitte um Konkretisierung bzw. Spezifizierung von Aussagen hilft sowohl dem Therapeuten, ein klareres Bild zu bekommen als auch dem Klienten, sich bewusst zu machen, was er eigentlich möchte oder was er sagen will. Das führt den Klienten auf seine eigene Person zurück* und damit automatisch in den Veränderungsprozess.

*Beispiele für Einzelpersonen:*
„Du sagst, du siehst dich selbst nirgendwo ankommen. Kannst du an dieser Stelle klarer werden. Was genau meinst du mit ‚nirgendwo ankommen'?"
„Du fühlst dich durch deinen Fortschritt ermutigt. Was genau machst du, dass es dir gefällt?"

*Beispiele für Paare:*
„Du sagst, du wünscht dir mehr Beteiligung von deinem Ehemann. Was genau verstehst du unter mehr Beteiligung?"
„Du sagst, du magst es nicht, wenn deine Frau dich so ansieht. Beschreibe mir, was du siehst."

*Beispiele für Familien:*
„Du bist unglücklich über das Verhalten deiner Kinder. Sag mir, welches Verhalten genau dich stört."
„Was genau möchtest du, dass dein Mann tut, wenn du von ihm Hilfe bei der Erziehung der Kinder erwartest?"

---

* Siehe dazu in Phase 4 (Akzeptanz herstellen): Bezug zur Person herstellen, S. 70.

## Vorbild sein

Die bis jetzt genannten Techniken dieser Phase bezogen sich sehr stark auf das Bewusstmachen dysfunktionaler Prozesse beim Klienten durch den Therapeuten. Die jetzt folgende Vorbildfunktion des Therapeuten für den Klienten ist derart zentral, dass sie eigentlich in allen Phasen und in jeder Situation zu finden sein sollte. Der Therapeut sollte in seiner Kommunikation kongruent, klar, spezifisch, direkt und offen gegenüber dem Klienten sein, sodass dieser sehen kann, dass Kommunikation auch anders funktioniert. Diese Erfahrung kann für den Klienten ein Ziel werden, auf das er hinarbeiten möchte. Daher ist es sehr wichtig, dass der Therapeut sich seiner selbst und seiner Reaktionen sowie deren Wirkungen bewusst ist, bzw. sich diese immer wieder bewusst macht.

*Beispiele für Einzelpersonen:*
„Weißt du, Myra, ich habe das Gefühl, dass zwischen uns beiden etwas noch nicht funktioniert. Gibt es Gefühle, über die du dich nicht zu sprechen traust?“
„Was ich sehe, ist, dass es dir sehr schwerfällt, von deinem Schmerz und deiner Verletzung zu lassen.“

*Beispiele für Paare:*
„Ich sehe, dass ihr beide Verletzungen in euch tragt, die in eurer Beziehung zum Vorschein kommen und euch beide erneut verletzen.“
„Lasst uns klarer und offener sein! Was wünscht sich jeder von euch, dass es in der Beziehung passiert?“

*Beispiele für Familien:*
„Ich höre, dass das Trinken der Mutter in dieser Familie ein großes Problem ist. Stimmt das?“
„Auch wenn euer Vater nicht in der Familie anwesend ist, seine Präsenz ist sehr deutlich zu spüren.“

## Regeln brechen

Familienregeln* haben einen sehr starken Einfluss auf das Verhalten der Familienmitglieder. In der therapeutischen Arbeit geht es zum einen darum, diese Regeln bewusst zu machen und zum anderen, sie in Frage zu stellen oder sogar zu brechen. Oft sind die Regeln die Grundlage dysfunktionale Verhaltensweisen. Virginia Satir war sehr geschickt darin, ohne großes Aufsehen zu machen Regeln anzusprechen und sie somit als etwas ganz Normales zu behandeln. Sie nahm ihnen damit sehr viel Energie und bot gleichzeitig dem System die Möglichkeit, sich die Regeln anzusehen, sich ihrer Bedeutung bewusst zu werden und sie ggf. loszulassen. So sind es die Familienmitglieder selbst, die die Regeln spielerisch brechen und sich gleichzeitig von ihnen befreien.

*Beispiele für Einzelpersonen:*
„Was fühlst du gerade?“ *(Durchbrechen der Regel, dass es nicht in Ordnung ist zu fühlen.)*
„Jeder in deiner Familie wusste, dass dein Vater unehrlich zu deiner Mutter war, aber niemand hat das jemals thematisiert. Ist das richtig?“ *(Durchbrechen der Regel, dass es nicht in Ordnung ist, über Familiengeheimnisse zu sprechen.)*

*Beispiele für Paare:*
„Wärest du bereit, das Risiko einzugehen, deinem Mann zu sagen, was du gerne von ihm möchtest?“ *(Durchbrechen der Regeln, dass es nicht in Ordnung ist, danach zu fragen, was man möchte und Risiken einzugehen.)*
„Du siehst aus, als wären in dir sehr viele starke Gefühle hochgekommen, während deine Frau gesprochen hat. Kannst du diese Gefühle in Worte fassen?“ *(Durchbrechen der Regeln, dass es nicht in Ordnung ist, Gefühle zu haben und diese zu artikulieren.)*

*Beispiele für Familien:*
„Was würdest du gerne zu deiner Mutter sagen, wenn du sie in dieser Position in der Skulptur siehst?“ *(Durchbrechen der Regel, dass es nicht in Ordnung ist zu fühlen.)*
„Was siehst du, wenn du dir diese Skulptur anschaust?“ *(Durchbrechen der Regeln, dass es nicht in Ordnung ist, zu sehen was ist und zu sagen, was man sieht.)*

---

* Siehe hierzu Anhang 1: Hilfe zur Ermittlung von Familienregeln, S. 110f.

## Führen

Auf der Stufe des Chaos, d.h. der Veränderung, sind der Klient oder das System oft geradezu gelähmt und handlungsunfähig und gleichzeitig sehr anfällig für Rückfälle in alte Verhaltensmuster. An dieser Stelle ist es erforderlich, dass der Therapeut die Führung übernimmt und den noch kleinen schwachen und im Wachstum begriffenen Anteilen der Persönlichkeit Kraft und Schutz gibt und Mut zu Veränderungen macht. Durch ein direktives Vorgehen des Therapeuten erhalten diese Persönlichkeitsanteile Handlungsmöglichkeiten, die mithilfe des Therapeuten umgehend umgesetzt werden können.

An dieser Stelle ist wichtig, dass sich der Therapeut die Einwilligung des Klienten holt oder einen Vertrag (siehe Seite 74f.) mit ihm abschließt, um gemeinsam Veränderungen vorzunehmen und dass der Therapeut den Klienten hierfür ein Stück weit führt.

*Beispiele für Einzelpersonen:*
„Stell dir vor, du bist gerade bei deinem Vorgesetzten. Du siehst dich selbst, wie du tief einatmest und zentriert bist und damit ganz bei dir.“
„Sprich mit mir. Sag mir die Dinge, die dir während deiner Kindheit immer im Halse stecken geblieben sind.“

*Beispiele für Paare:*
„Lass uns das überprüfen, Betty, und sehen, ob es das wirklich ist, was dein Partner denkt. Dreh dich zu ihm hin und frag ihn direkt, ob es das ist, was er denkt.“
„Teile Jerry mit, was du für ihn als Ehemann empfindest. Ich habe nämlich den Eindruck, dass du viele wunderbare Dinge für ihn empfindest, die er nie von dir zu hören bekommt.“

*Beispiele für Familien:*
„Wende dich zu deinem Sohn und erzähl ihm, dass es für dich in Ordnung ist, dass er andere Gefühle und Wahrnehmungen für seinen Vater hat als du. Denn das ist genau das, was du mir gerade erzählt hast.“
„Warum nimmst du nicht deinen Stuhl und stellst ihn ganz dich neben den deiner Tochter, sodass du nahe bei ihr bist, um ihr von deinen guten Gefühlen für sie zu erzählen, von denen du mir gerade berichtet hast.“

## Dialoge aktivieren

Im Verlauf des therapeutischen Prozesses wird in vielen Fällen die Problematik des Nicht-miteinander-Kommunizieren-Könnens einzelner oder aller Mitglieder des Systems deutlich werden. In der Phase der Veränderung ist es jedoch hilfreich, wenn Mitglieder in einen Dialog treten. Sie können dabei lernen, Probleme gemeinsam zu lösen, den anderen nach seiner Meinung zu fragen, ihm Wertschätzung zu vermitteln und ihn zu akzeptieren. Hierfür ist es günstig, wenn sich die einzelnen Mitglieder mit geringem Abstand einander gegenüber setzen, sodass sich ihre Knie fast berühren. So können sie sich ganz aufeinander konzentrieren und in einen echten Dialog miteinander treten, ohne ablenkende Einflüsse von außen. Der Therapeut hat die Aufgabe, den Dialog zu initiieren und auf die Einhaltung bestimmter Regeln zu achten, dass z.B. jeder für sich spricht, ohne den anderen zu beschuldigen, dass jeder dem anderen wirklich zuhört, dass jeder den anderen aussprechen lässt und dass Fragen offen gestellt werden, d.h. ohne die Antwort bereits vorwegzunehmen.

*Beispiele für Paare:*
„Joe, komm mit deinem Stuhl etwas dichter heran und dreh dich zu deiner Frau. Erzähl ihr von deinen Schmerzen und deinen Verletzungen."
„Mary, wie wäre es, wenn du die Hände deines Ehemanns in deine nimmst, ihm in die Augen siehst und ihm die wunderbaren Dinge sagst, die du mir gerade über ihn gesagt hast." [...] „Ted, wie ist das für dich, diese Dinge von deiner Frau zu hören?"

*Beispiele für Familien:*
„Joe und Mike, ich möchte, dass ihr beide mit euren Stühlen hierher kommt und euch nah gegenüber setzt. Und dann möchte ich, dass du Joe, deinem Sohn, das erzählst, was du gerade angefangen hast mir zu erzählen, wie sehr du deinen Sohn vermisst." [...] „Mike, was passiert mit dir, was geht in dir vor, wenn du deinen Vater sagen hörst, dass er dich vermisst?"
„Joyce, ich denke, es wäre für deine Mutter sehr hilfreich, wenn du ihr direkt sagen würdest, was du denkst und empfindest. Dreh dich einfach zu ihr, sieh sie an und sag ihr diese Dinge." [...] „Linda, als du zugehört hast, was deine Tochter dir zu sagen hat, welche Gefühle sind in dir aufgestiegen?"

## Das Beschuldigen beenden

Das einseitige oder gegenseitige Beschuldigen (s. S. 53f.) ist ein weit verbreiteter Kommunikationsstil, um von sich selbst abzulenken, den Fokus auf den anderen zu lenken und damit auch Schuld bei diesem abzulegen. Im „günstigen" Fall nimmt der andere die Schuld auf sich und das Problem ist scheinbar gelöst. Im „ungünstigen" Fall beschuldigt der andere im Gegenzug und die Kommunikation gerät in eine Spirale des Sich-gegenseitig-Beschuldigens. Eine Lösung rückt so in weite Ferne und die Beteiligten erleiden Enttäuschungen und Verletzungen.

Kommt es zu Beschuldigungen, ist es die Aufgabe des Therapeuten, denjenigen, der beschuldigt, in den Prozess zurückzuführen. Der Fokus wird auf den Beschuldigenden selbst gerichtet, indem man seine Wahrnehmungen, Interpretationen, Gefühle etc. erfragt. Der Therapeut ist somit im direkten Kontakt mir der beschuldigenden Person, die wiederum aufgefordert ist, sich mit sich selbst und ihrem eigenen Prozess auseinanderzusetzen. Gleichzeitig erhält der Therapeut die Möglichkeit, wieder ein Modell für das Verändern eines festgefahrenen Kommunikationsrituals zu sein. Die Mitglieder des Systems können von diesem Vorbild lernen, sich gegenseitig Achtung und Respekt zu zeigen und darüber wieder in einen gemeinsamen Dialog zu treten.

*Beispiele für Paare – Dialog 1:*
Carla: „Ken hört mir nie zu. Sieh nur, wie er mich gerade ignoriert."
Virginia: „Welche Verhaltensweise nimmst du wahr, die dich zu dem Schluss bringt, dass er dir nicht zuhört?" *(Damit wird eine Differenzierung zwischen dem Verhalten und der Interpretation vorgenommen.)*
Carla: „Er sieht an die Decke."
Virginia: „Was siehst du noch, woraus du schlussfolgerst, dass er nicht zuhört?" *(Fortsetzung der Differenzierung der Verhaltensbeobachtung.)*
Carla: „Seinen Gesichtsausdruck."
Virginia: „Was siehst du in seinem Gesicht, das dich zu dem Schluss kommen lässt, er höre nicht zu?" *(Fortsetzung der Differenzierung der Verhaltensbeobachtung.)*
Carla: „Nun, einfach die Art, wie er guckt."
Virginia: „Wie interpretierst du deine Wahrnehmung?" *(Indem die Interpretation erforscht wird, wird ein direkter Kontakt mit dem Selbst aufgenommen; gleichzeitig wird unterrichtet.)*
Carla: „Dass er mich einfach nicht hören will und dass ihn das alles nicht interessiert."
Virginia: „Gut, das ist eine mögliche Interpretation. Bist du offen für andere Interpretationsmöglichkeiten?" *(Bestätigen und einen Vertrag abschließen.)*

Carla: „Ja."
Virginia: „Ken, sag mir, von deiner Perspektive aus betrachtet, was in dir vorging."
Ken: „Möchtest du die Wahrheit hören?"
Virginia: „Ja."
Ken: „Ich dachte gerade an einen wichtigen beruflichen Termin."
Virginia: „Gab es irgend einen Teil in dir, der sauer auf Carla war?"
Ken: „Ich denke nicht. Ich habe wahrscheinlich nicht zugehört, da hat sie Recht. Aber nicht, weil mir nicht wichtig ist, was hier passiert. Es ist mir wichtig. Ich bin nur sehr mit diesem Termin beschäftigt."
Virginia: „Wie fühlst du dich gerade, Carla?"
Carla: „Besser. Mir war nicht bewusst, dass er sich so viele Gedanken bezüglich des Termins macht."

*Beispiele für Paare – Dialog 2:*
Mary *(sich an ihren Ehemann wendend)*: „Du bist verantwortungslos, Tom. Du machst immer Versprechen, die du dann nie einhältst. Du bist ein hoffnungsloser Fall."
Virginia: „Mary, ich möchte, dass du dich zu mir drehst und mit mir sprichst."
Virginia *(sich an Tom wendend)*: „Tom, ich bin gleich wieder für dich da."
Virginia *(sich Mary zuwendend)*: „Mary, du hörst dich an, als seist du sehr enttäuscht." *(Kontaktaufnahme mit den Gefühlen.)*
Mary: „Ja, ich bin furchtbar enttäuscht. Ich dachte, dass Tom sich ändern würde, aber er ist immer noch Derselbe."
Virginia: „Du hattest die Erwartung, dass er anders wäre, als du ihn gerade wahrnimmst?" *(Zu den Erwartungen wechseln.)*
Mary: „Ja, ich kann nicht glauben, dass er so verantwortungslos ist!"
Virginia: „Welche Gefühle hast du in diesem Moment?"
Mary: „Verletzt ... Das ist nicht das, was ich wollte!"
Virginia: „Du hattest also ein Bild im Kopf, wie dein Partner sein sollte?"
Mary: „Ich denke schon. Mein Vater war verantwortungslos und ich habe mir geschworen, dass ich niemals etwas mit einem Mann anfangen werde, der verantwortungslos ist."
Virginia: „Wie hast du dich gefühlt, wenn dein Vater seine Versprechen nicht gehalten hat?"
Mary: „Furchtbar ... Ich dachte immer, dass er mich nicht liebt."
Virginia: „Als Kinder versuchen wir, den Dingen, die wir erfahren und erleben, einen Sinn zu geben. Hast du dich vielleicht als Kind entschieden, dass der Grund, warum dein Vater seine Versprechen nicht eingehalten hat, der war, dass du nicht liebenswert bist?" *(Nach dem Unterrichten nach den Glaubenssätzen fragen.)*

Mary: „Uh-huh."

Virginia: „Mit deinem Wissen als Erwachsene, dass dein Vater ein großes Alkoholproblem hatte: Wärest du bereit in Betracht zu ziehen, dass es vielmehr mit ihm und nichts mit dir zu tun hatte, wenn er ein Versprechen dir gegenüber nicht gehalten hat?" *(Reframing)*

Mary: „ Ja."

Virginia: „Wie fühlst du dich in diesem Moment?" *(Verankerung der Veränderung.)*

Mary: „Befreit."

Virginia: „Wärest du nun bereit, dich zu Tom zu wenden, ihn anzusehen und zu prüfen, ob es dort etwas gibt, das du auf Tom übertragen hast, das gar nicht ihm, sondern deinem Vater gehört?" *(Nach Projektionen suchen.)*

Mary: „Seine Verantwortungslosigkeit, denke ich."

Virginia: „Wärest du bereit, dir vorzustellen, dass dein Vater neben Tom sitzt, und dass du ihm das Schild mit der Aufschrift ‚verantwortungslos' wegnimmst und es deinem Vater zurückgibst?" *(Projektionen werden identifiziert und gleichzeitig angezweifelt, um sie loslassen zu können.)*

Mary: „Gut, ich habe es getan."

Virginia: „Wie fühlst du dich jetzt?" *(Verankerung der weiteren Veränderung.)*

Mary: „Sehr gut."

Virginia: „Gut, dann würde ich mich jetzt Tom zuwenden, um zu sehen, wie es ihm mit dem Thema geht. [...] Nun Tom, wie war das für dich?"

Tom: „Sehr interessant. Ich hatte keine Ahnung, dass Mary mir Sachen zuschiebt, die eigentlich ihrem Vater gehören. Ständig zerrt sie wegen etwas an mir herum! Sie vergisst die Sachen, die ich richtig mache. Ich mache alles, was ich tun soll, eine ganze Woche lang. Und dann vergesse ich eine Kleinigkeit und schon schreit sie mich deswegen an. Sie ist eine keifende Kritikerin!"

Virginia: „Du erwartest von ihr, dass sie die Dinge, die du tust, wertschätzt?" *(Betrachten der Erwartungen.)*

Tom: „Ja. Würdest du das nicht auch? Ich gebe auf! Man kann Frauen nichts recht machen!"

Virginia: „Du hast die Entscheidung getroffen, dass es nicht möglich ist, es irgendeiner Frau recht zu machen." *(Wechsel zu seinen Glaubenssätzen.)*

Tom: „Nun, es war mir nicht möglich, es auch nur einer meiner Frauen recht zu machen. Ich habe es mit Sicherheit meiner Mutter nie recht machen können. Sie hatte immer etwas zu bemängeln. Sie hat nie das Gute gesehen, das ich gemacht habe."

Virginia: „Deine Erfahrungen mit Frauen waren nicht gerade gut. Du hast dir immer etwas Beachtung gewünscht." *(Wechsel zu seinen Bedürfnissen.)*

Tom: „Sicher, wer würde das nicht?"

Virginia: „Du hast dich sehr nach Beachtung durch Frauen gesehnt, über einen langen Zeitraum." *(Wechsel zu seinen Sehnsüchten.)*
Tom: „Ja, das habe ich."
Virginia: „Welche Möglichkeiten siehst du, dass deine Sehnsucht, von Mary beachtet zu werden, gestillt wird?"
Tom: „Ich weiß es nicht."
Virginia: „Wie wäre es, wenn du Mary fragen würdest, ob sie bereit ist, dir gegenüber ihre Wertschätzung zu äußern, für Dinge, die du gemacht hast? Ich weiß nicht, was sie dazu sagen wird, aber du könntest sie fragen." *(Eine neue Handlungsmöglichkeit eröffnen.)*
Tom: „In Ordnung."

*Beispiele für Familien – Dialog 1:*
Lynn (Mutter): „Jim ist viel zu hart mit den Kindern. Für ein kleines Vergehen werden sie von ihm wie für ein Kapitalverbrechen bestraft."
Virginia: „Lass mich sehen, ob ich das richtig verstanden habe: Jim ist der Stiefvater der Kinder. Ist das richtig?" *(Fokussieren auf die Fakten.)*
Lynn: „Ja, das ist richtig."
Virginia: „Und wie lange seid ihr verheiratet?" *(Weiter auf die Fakten fokussieren und gleichzeitig das dysfunktionale Verhalten des Beschuldigens unterbrechen.)*
Lynn: „Zwei Jahre."
Virginia: „Wie lange hast du mit deinen Kindern alleine zusammengelebt?"
Lynn: „Tommy war ein Jahr alt und Ginny war drei. Sie sind jetzt 14 und 16. Ich denke, wir waren ungefähr 13 Jahre eine Dreiergemeinschaft, bevor Jim und ich geheiratet haben."
Virginia: „Wie war das für dich, der einzige Elternteil für deine beiden Kinder zu sein?" *(Bezug zur Person herstellen und damit den Fokus auf die Rolle als Mutter lenken.)*
Lynn: „Sehr schwierig."
Virginia: „Was war schwierig?"
Lynn: „Ich war es müde, immer diejenige zu sein, die diszipliniert."
Virginia: „Hattest du gehofft, dass Jim in eurer Beziehung diesen Teil übernehmen würde?" *(Wechsel zu ihren Hoffnungen.)*
Jim *(einwerfend)*: „In der Tat, so war es! Sie fragte mich, ob ich die Kinder zur Ordnung bringen könnte. Sie liefen ihr aus dem Ruder."
Virginia: „Du hast Lynn also so verstanden, dass sie sich wünscht, dass du für die Erziehung der Kinder sorgst, Jim?"
Jim: „Ja, so habe ich das verstanden."
Virginia: „Lynn, kannst du dem zustimmen, dass du den Wunsch geäußert hast, dass Jim die Erziehung der Kinder übernimmt?"

Lynn: „Ja, ich denke, das habe ich getan. Aber es scheint mir so lange her zu sein.“
Virginia: „Was war deine Erwartung, wie Jims die Kinder erziehen würde?“ *(Bezug zur Person herstellen und Ebenenwechsel, um die Erwartungen zu erforschen.)*
Lynn: „Nun, ich bin mir nicht ganz sicher. Ich habe nur nicht erwartet, dass er so hart zu den Kindern ist.“
Virginia: „Du bist darüber enttäuscht, dass es nicht so funktioniert, wie du es dir gewünscht oder erhofft hast?“ *(Reflektieren.)*
Lynn: „Ja, das bin ich. Aber ich sehe nun auch, dass ich nicht klar genug ausgedrückt habe, was ich eigentlich wollte.“
Virginia: „Wunderbar. Dann solltet ihr beide, Jim und du, jetzt darüber sprechen und zu klären versuchen, was jeder von euch erwartet.“ *(Verstärken des neuen Verhaltens und gleichzeitig Wahlmöglichkeiten schaffen.)*

*Beispiele für Familien – Dialog 2:*
Sue: „Jennifer ist sehr verantwortungslos! Sie weiß, dass ich arbeiten muss und dass es ihre Aufgabe ist, auf die jüngeren Geschwister aufzupassen.“
Virginia: „Du bist enttäuscht.“ *(Wechsel zu den Gefühlen und Bezugnahme zur Person, indem der Fokus auf die Gefühle von Sue als Mutter gelenkt wird.)*
Sue: „Das bin ich. Es ist hart genug für mich, Alleinverdienerin zu sein, seit mein Mann uns verlassen hat. Wenn ich mir dann aber auch noch ständig Gedanken machen muss, ob zu Hause alles klappt – das ist einfach zu viel für mich.“
Virginia: „Das hört sich an, als wenn du eine sehr große Last zu tragen hast.“ *(Reflektieren.)*
Sue: „Ja, das habe ich. Ich brauche Jennifers Hilfe. Ich weiß, es ist viel, was ich von einem Kind verlange, aber ich brauche ihre Hilfe.“
Virginia: „Ich höre, dass du dich Jennifer gegenüber schlecht fühlst. Ist das richtig?“ *(Brücke bauen.)*
Sue: „Ja das tue ich. Ich fühle mich wirklich nicht wohl damit und ich wünschte, es wäre nicht so, wie es gerade ist.“
Virginia: „Jennifer, wie geht es dir mit dem, was deine Mutter gerade gesagt hat?“
Jennifer: „Ich fühle mich besser ... zu wissen, dass sie sieht, wie es für mich ist.“

## Unterscheiden

In der Technik des Unterscheidens geht es darum, sich alter Muster und deren Wirkung in der Gegenwart bewusst zu werden, um dann eine Entscheidung zu treffen, welchen Einfluss die Muster künftig haben sollen und wie viel Energie in sie investiert werden soll.

Klienten haben oft unrealistische Erwartungen – an sich selbst oder an die Umwelt. Diese entspringen in der Regel unerfüllten Sehnsüchten aus der Kindheit. Mithilfe der Technik des Unterscheidens kann man (unrealistische) Erwartungen als solche erkennen und annehmen. Ist dies dem Klienten möglich, kann er im nächsten Schritt vom Therapeuten zum Ursprung dieser Empfindungen, also in seine frühe Kindheit, geführt werden*. Dort angekommen, kann der Klient für sich entscheiden, wie er mit seinen frühen Erwartungen und Sehnsüchten umgehen will: ob er sich um deren Befriedigung ab sofort selbst kümmern möchte; ob er sie loslassen kann, weil er erkennt, dass diese aus der Kindheit stammen oder ob er sie noch für eine gewisse Zeit „behalten" möchte, um sie sich genauer anzusehen.

*Beispiele für Erwartungen an das jüngere Selbst:*
„Bist du bereit, die unmögliche Erwartung an dich selbst, immer für andere da zu sein, die du entwickelt hast, als du noch sehr viel jünger warst, loszulassen?"
„Du hast an dich selbst die Erwartung, immer perfekt sein zu müssen. Wenn du nun wahrnimmst, welchen Schmerz diese Haltung verursacht und wenn dir klar wird, dass diese Erwartung aus einer sehr viel früheren Zeit in deinem Leben resultiert, wärest du bereit, diese loszulassen?"

*Beispiele für Erwartungen an die Mutter:*
„Jetzt, wo du erwachsen bist und dir andere Ressourcen zur Verfügung stehen: Wärest du bereit, die Erwartung loszulassen, dass deine Mutter dich unterstützt, zumal sie dazu nicht in der Lage ist? Wer wäre heute für dich da und würde dich unterstützen?"
„Nachdem du ein Verständnis dafür entwickelt hast, dass es im Leben deiner Mutter sehr viele Zurückweisungen gab: Ist es dir möglich, von der Erwartung zu lassen, dass deine Mutter dich so lieben soll, wie du es dir vorstellst? Welche Möglichkeiten siehst du für dich, dieses Bedürfnis befriedigt zu bekommen?"

---

* Siehe hierzu Anhang 1: Hilfe zur Ermittlung von Familienregeln, S. 110f.

*Beispiele für Erwartungen an den Vater:*
„Da du nun weißt, dass es deinem Vater nicht möglich ist, dir die Anerkennung zu geben, die du dir wünschst, wärest du bereit, diese Erwartung loszulassen? Du hast heute andere Möglichkeiten. Wo kannst du Anerkennung und Unterstützung bekommen?"
„Jetzt, wo du ein Bild davon hast, wie wenig Zuwendung dein Vater in seiner Kindheit bekommen hat, ist es dir da möglich, deine Erwartung, von ihm Zuwendung zu bekommen, loszulassen? Wer in deiner derzeitigen Lebenssituation kann dir Zuwendung geben?"

## Phase 6: Veränderungen verankern

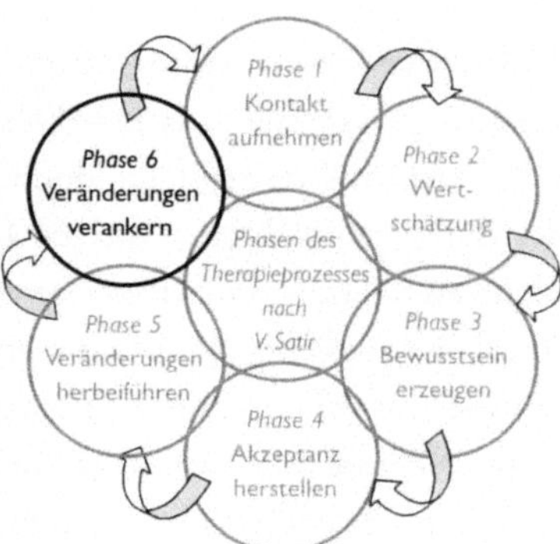


Das Verankern und Verstärken der eingeleiteten Veränderungen macht die letzte Phase des Modells aus. In der Regel ist es leichter, auf altbekannte und gut gelernte Muster und Verhaltensweisen zurückzugreifen, auch wenn diese verletzend und nicht unbedingt gesundheitsförderlich sind. Das Neue muss erst eine Basis erhalten, auf der es stehen, integriert werden und wachsen kann. Wenn das neu Gelernte mit ausreichend Energie und Kraft versehen ist, kann es auch in schwierigeren Situationen bestehen, in denen der Rückgriff auf alte Verhaltensmuster sehr viel leichter und besser erscheint. Erst durch die Etablierung des Neuen kann das Alte als Handlungsmöglichkeit aufgegeben werden.

Der lösungsorientierte Ansatz von Virginia Satir, mit einer Vielzahl von ineinandergreifenden und dennoch sehr unterschiedlichen Techniken, ermöglicht es, auf verschiedensten Ebenen, je nach dem Prozess des Klienten, anzusetzen. Durch die Ganzheitlichkeit des Ansatzes wird das Neue in aller Regel auch sehr viel tiefer verankert, da nicht nur das Individuum, sondern sein gesamtes Umfeld betrachtet wird. Gleichzeitig wird dabei auch deutlich, dass ein Verstärken und Verankern zum Ende eines jeden Schrittes wichtig ist, andernfalls bleibt es nur eine Intervention, die nach kurzer Zeit wieder von den alten Verhaltensmustern verdrängt wird.

Die Techniken, die der sechsten Phase zugeordnet werden können, sind: *Verstärken, Verankern* und *Imagination.*

## Verstärken

Positive Verstärker können über Worte, Berührungen, den Gesichtsausdruck und die Stimmlage gegeben werden. Das Verstärken eines vom Klienten gezeigten Verhaltens sollte unmittelbar erfolgen, denn so wird eine Verbindung zwischen dem Verhalten und der damit gemachten positiven Erfahrung hergestellt. Der Therapeut sollte Verstärker nicht zu sparsam einsetzen, denn in leistungsorientierten Gesellschaften wird in aller Regel viel zu wenig gelobt oder etwas Positives gesagt. Des Weiteren kommen die Klienten meist dann zu einem Therapeuten, wenn sie alleine nicht weiterkommen und auf ihrem Weg bereits viele negative Erfahrungen gesammelt haben. Ein Mehr an Verstärkern kann deshalb nicht schaden, sondern ist im günstigsten Fall entwicklungsfördernd für den Klienten. Über positive Verstärker wird zudem eine grundlegende Sehnsucht berührt, nämlich die nach Liebe und Anerkennung.

*Beispiele für Einzelpersonen:*
„Ich freue mich sehr für dich, dass es dir möglich war, die Dinge, die in dir steckten und dich blockierten, herauszulassen."
„Oh, das ist wundervoll, dass du mir das erzählen konntest."

*Beispiele für Paare:*
„Das ist sehr gut, dass ihr beide das miteinander klären konntet."
„Wie wunderbar, dass ihr beide einen neuen gemeinsamen Weg gefunden habt."

*Beispiele für Familien:*
„Es ist wunderbar, dass du das deinen Eltern sagen konntest. Sie haben dadurch neue Informationen, um dich besser verstehen zu können."
„Ich kann mir eine sehr positive Entwicklung vorstellen, wenn ich sehe, wie die Mitglieder dieser Familie beginnen, auf eine neue Art miteinander zu kommunizieren."

## Verankern

Zeigen der Klient oder das System im Prozess neue Verhaltensweisen, Wahrnehmungen oder Gefühle, so sollten diese vom Therapeuten mit besonderer Aufmerksamkeit bedacht und hervorgehoben werden. Den Klienten wird so mehr Aufmerksamkeit geschenkt, was zu mehr Energie führt und deren Integration fördert. Die Technik der Verankerung ist eine Form der positiven Verstärkung, weshalb sie möglichst zeitnah und oft eingesetzt werden sollte. Dies auch vor dem Hintergrund, dass die alten Verhaltensmuster stark verinnerlicht sind und noch sehr viel Energie gebunden haben. Damit sich die neuen Verhaltensmuster gegenüber den alten behaupten können, ist es wichtig, ihnen möglichst viel Energie zu geben.

Das Verankern findet häufig auf der Ebene der Gefühle statt. Der Klient ist dann mit sich selbst im Kontakt und direkt im Prozess. Im Eisberg-Modell (s. S. 66) ist die Ebene der Gefühle die Verbindung zu den Ebenen, die nahe am Ich, am Kern des Seins sind. So kann auch von dort verstärkende Energie für das Neue fließen.

*Beispiele für Einzelpersonen:*
„Wie fühlst du dich, nachdem du dies mit mir geteilt hast?“
„Jetzt, wo du die Schritte klarer siehst, um dein Ziel zu erreichen, wie fühlst du dich?“

*Beispiele für Paare:*
„Bleib bei diesem Gefühl. Wie ist es, wenn du deine Gefühle und Wahrnehmungen deinem Mann mitteilst?“
„Wie fühlt sich das für dich an, wenn du deine Bedürfnisse deiner Frau mitteilst?“

*Beispiele für Familien:*
„Bleib noch etwas in diesem neuen Gefühl, in dieser neuen Situation mit deinem Sohn.“
„Wie fühlst du dich in diesem Moment, wo sich neue Möglichkeiten für deine Familie eröffnen?“

## Imagination

Hat ein Klient etwas Neues ausprobiert und meint nun, dass dies der richtige Weg für ihn ist, kann man diese Veränderung durch eine geführte Imagination verstärken. Der Klient wird gebeten sich vorzustellen, wie er seine neuen Verhaltensweisen in der Zukunft anwendet und wie es ihm damit geht. Der Klient „schickt" so dem neuen Verhalten Energie in die Zukunft und unterstützt den Integrationsprozess.

*Beispiele für Einzelpersonen:*
„Kent, wärest du bereit, deine Augen für einen Moment zu schließen und dir vorzustellen, wie du nächstes Mal, wenn du einen Fehler machst, mit dir selbst in der neuen, sanfteren und liebevolleren Art sprichst?"
„Kannst du deine Augen schließen und dir vorstellen, wie dein Selbst sich mit deinem Mut verbindet, während du die Schritte machst, die du machen möchtest?"

*Beispiele für Paare:*
„Ihr habt gerade ausprobiert, wie es ist, wenn ihr direkt und klar miteinander kommuniziert. Wäret ihr beide bereit, die Augen für einen Moment zu schließen und euch vorzustellen, wie ihr diese Art der Kommunikation in der Zukunft weiterführt?"
„Ich frage mich, ob ihr beide bereit wäret, für einen Moment die Augen zu schließen und euch vorzustellen, wie ihr in Zukunft bei Unstimmigkeiten auf die neue Art miteinander umgeht?"

*Beispiele für Familien:*
„Phyllis, kannst du deine Augen schließen, tief ein- und ausatmen und dir dann vorstellen, dass du so zentriert bist, wenn du mit deiner Schwiegermutter sprichst?"
„Wie wäre es, wenn ihr Mitglieder dieser wunderbaren Familie alle für einen Moment die Augen schließt und jeder sich vorstellt, wie ihr in Zukunft so miteinander umgeht, wie ihr es heute getan habt?"

## Fallbeispiel

Zum Abschluss der Darstellung des therapeutischen Prozesses nach Virginia Satir soll noch ein Beispiel aus ihrer Arbeit gegeben werden. Es wurde dem von *NLP Comprehensive* produzierten Video *Forgiving Parents* entnommen und demonstriert sehr umfassend Virginia Satirs integrierende und ineinandergreifende Arbeitsweise. Es zeigt die Lebendigkeit und Komplexität des Modells und gleichzeitig die Möglichkeiten, mit diesem zu arbeiten.

### Virginia Satirs Arbeit mit Linda

Im Fallbeispiel arbeitet Virginia Satir mit einer Frau namens Linda, die starke Ressentiments gegenüber ihrer sie häufig kritisierenden Mutter hat. Linda hat Virginia Satir um Hilfe gebeten, mit der Kritik ihrer Mutter besser umgehen zu lernen. Sie sagt, dass ihre Mutter sie dafür kritisiere, dass sie zu dünn sei, zu laut spreche und zu wenig aus ihrem musikalischen Talent mache. Wir steigen in dem Moment ein, in dem Virginia Satir Linda fragt, ob sie sich eine andere Reaktionsweise auf die Kritik ihrer Mutter vorstellen könnte. In den Klammern finden sich Angaben zur jeweils verwendeten Technik und in den eckigen Klammer Hinweise darauf, welcher Phase im Modell ein bestimmter Abschnitt zugeordnet wurde.

**Virginia:** „Linda, kannst du deiner Mutter dafür danken, dass sie dich wahrgenommen hat? Dann sage ihr: ‚Mutter, ich würde dir gerne mitteilen, dass ich mitbekommen habe, dass du mein Gewicht beobachtet hast und ich würde dir gerne sagen, wie ich mich mit meinem Körper fühle.'" *(Führen [5] und Modell sein [5])*

[...] Sag den Teil, dass sie dich wahrgenommen hat, zuerst und dann, wie du dich mit deinem Körper fühlst. Ich denke, deine Mutter macht sich Sorgen, dass du vielleicht sterben könntest." *(Reframing [4])*

[...] Du dankst ihr nicht dafür, dass sie dich kritisiert, sondern dafür, dass sie dich wahrgenommen hat." *(Unterrichten [3])*

[...] Wie fühlt sich das für dich an?" *(Gefühle erforschen [3])*

**Linda:** „Ich bin durcheinander. Wann sage ich ihr das, was du mir gerade gesagt hast, und wann sage ich ihr, dass ich es nicht hören möchte, dass ich zu dünn bin?"

**Virginia:** „Nun, ihr zu danken, dass sie dich wahrgenommen hat, ist der erste Schritt. Was musst du dafür tun, dass du diesen Schritt unternehmen kannst?" *(Führen [5], Erforschen [3], Spezifizieren [5])*

**Linda:** „Es sieht so aus, als wenn ich meine Wahrnehmung gegenüber meiner Mutter von einer mich kritisierenden und fertig machenden Mutter zu einer mir Liebe gebenden Mutter verändern muss."

**Virginia:** „Nun, es könnte Liebe sein. Ich weiß das nicht mit Sicherheit, aber ich denke, es wird auf alle Fälle ein Anteil Liebe enthalten sein. Ich möchte dich nicht zu etwas zwingen, das du noch nicht bereit bist zu tun. Ich kann immer noch ein Gefühl von Ablehnung und Verletzung spüren." *(Gefühle reflektieren [2])*

**Linda:** „Ja."

**Virginia** (bittet Linda, jemanden aus dem Publikum auszuwählen, der die Rolle ihrer Mutter einnehmen soll): „Frag deine Mutter, ob sie dich jemals lieben und wertschätzen konnte." *(Führen [5])*

**Linda:** „Hast du mich jemals geliebt und wertgeschätzt?"

**Mutter** (Stellvertreterin): „Ja. Ich hatte mir viel für dich erhofft. Du solltest all die Dinge tun, die ich nicht konnte."

**Virginia:** „Glaubst du das, Linda?" *(Glaubenssätze erforschen [3])*

**Linda:** „Uh-huh."

**Virginia:** „Komm näher. Komm einen Schritt dichter an deine Mutter heran, damit du das eben Gesagte glauben kannst. *(Führen [5], Verstärken [6])*

[...] Was hatte deine Mutter für ein Leben, als sie ein Kind war?" *(Erwartungen erforschen [3])*

**Linda:** „Ein sehr schweres. Ihr Vater hat sie misshandelt."

**Virginia:** „Deine Mutter hatte also sehr viel Training darin, was es heißt, schlecht zu sein und nicht in Ordnung zu sein?" *(Unterrichten [3], Reframing [4])*

**Linda:** „Ja."

**Virginia:** „Ich weiß, dass auch du eine Menge darüber weißt. *(Brücken schlagen [4])*

[...] Sieh deine Mutter jetzt an. *(Führen [5])*

[...] Was fühlst du?" *(Gefühle erforschen [3])*

**Linda:** „Liebe und Trauer."

**Virginia:** „Bleib für einen Moment in diesem Gefühl." *(Verankern [6])*

**Linda:** „Würde ich meiner Mutter all die Dinge sagen, die ich ihr gerne sagen möchte, sowohl die schönen als auch die schmerzhaften, würde das ziemlich viele Gefühle bei ihr freisetzen."

**Virginia:** „Sie würde weinen. Alles was passiert, wenn Menschen weinen, ist, dass sie Tränen vergießen. Ich habe noch niemals Gebäude deswegen in die Luft gehen sehen! *(Normalisieren [4], Anzweifeln impliziter Katastrophenerwartungen [5])*

[...] So, nun sieh deine Mutter an und sprich mit ihr über all die Dinge, die schön und wunderbar sind und auch über die, die schmerzhaft sind. *(Führen [5])*

[...] Es geht hier um dich und nicht um deine Mutter, dass weißt du doch?“ *(Bezug zur Person herstellen [4])*

**Linda:** „Ja.“

**Virginia:** „Gut. *(Verstärken [6])*

[...] Wenn du nun deine Mutter ansiehst, wie fühlst du dich dabei?“ *(Gefühle erforschen [3])*

**Linda:** „Ängstlich.“

**Virginia:** „Aber nur, weil es neu ist. *(Unterrichten [3])*

[...] Überwiegen für dich die Vorteile, etwas Neues, etwas, was du noch nie zuvor probiert hast, zu tun?“ *(Herausfordern [5])*

**Linda:** „Ich habe mich das schon oft gefragt. Immer wenn ich mit anderen Frauen spreche, fühlt es sich für mich so an, als arbeitete ich an der Beziehung zu meiner Mutter und übte dafür.“

**Virginia:** „Das ist nicht dasselbe. Diese anderen Frauen sind nicht deine Mutter. *(Herausfordern [5])*

[...] Was fühlst du gerade in diesem Moment?“ *(Gefühle erforschen [3])*

**Linda:** „Ich habe Angst davor, mein Versteck vor meiner Mutter zu verlassen.“

**Virginia:** „Ich höre daraus deine Sehnsucht nach Liebe und Wertschätzung. *(Sehnsüchte erforschen [3])*

[...] Es gibt aber einen Teil in dir, der dich warnt und der dir sagt, dass du vorsichtig sein sollst, wenn dich jemand liebt und wertschätzt. Stimmt das?“ *(Erforschen – Bewusstsein schaffen für die Abwehr [3])*

**Linda:** „Uh-huh.“

**Virginia:** „Du trägst also deine Vorsicht wie einen Schild vor dir. Könntest du erwägen, deine Vorsicht neben dir stehen zu haben und nicht vor dir? *(Führen [5])*

[...] Kannst du in dich gehen und dort deine Mutter als ein menschliches Wesen sehen und annehmen? Und kannst du dann auch sehen, dass die Art, wie deine Mutter ist, wenig mit dir zu tun hat? Kannst du das sehen und annehmen?“ *(Unterrichten [3])*

**Linda:** „Ja.“

**Virginia:** „Die Verletzungen haben über so viele Jahre stattgefunden, und dennoch überlässt du alles deiner Mutter. *(Bezug zur Person herstellen [4])*

[...] Wie wäre es, wenn du einen neuen Prozess beginnen würdest? *(Führen [5])*

[...] Kannst du erkennen, dass du als Erwachsene neue Dinge gelernt hast, die du als Kind noch nicht wusstest? Deine Mutter weiß nicht, wie das geht.“ *(Unterrichten [3])*

[... ] Kannst du ihr den Weg zeigen?“ *(Führen [5])*

**Linda:** „Ich würde es gerne können.“

**Virginia:** „Sieh sie an und bleib bei dem Gefühl, mit dem du gerade in Kontakt bist. *(Führen [5])*

[...] Wie fühlt sich das an?“ *(Gefühle erforschen [3])*

**Linda:** „Ich bin bereit. Und ich suche einen Weg.“

**Virginia:** „In Ordnung. Ich hätte gerne, dass du Folgendes sagst: ‚Danke, dass du auf mich achtest und auf mich aufpasst. Einige Dinge, auf die du aufpasst, stimmen jedoch für mich nicht.‘ *(Führen [5])*

[...] Geh rüber zu ihr und nimm ihre Hand, wenn du ihr dankst, weil das etwas ist, das sie braucht. *(Unterrichten [3])*

[...] So dass du ihr auch sagen kannst: ‚Weißt du, ich mache mir auch meine Gedanken über mein Gewicht, und es scheint so, als würde ich nicht viel zunehmen.‘ *(Vorbild sein [5], Führen [5])*

[...] Kannst du dir vorstellen, das jetzt zu tun?“ *(Imagination [6])*

**Linda:** „Ja.“

**Virginia:** „Lass es uns ausprobieren und sehen was passiert, wenn du die Dinge aussprichst.“ *(Führen [5])*

**Linda:** „Mutter, ich danke dafür, dass du mich wahrnimmst, aber ich muss dir sagen, dass ...“

**Virginia:** „Lass das aber weg. *(Unterbrechen [5])*

[...] Beende den Satz, sodass die Aussage alleine für sich steht.“ *(Führen [5])*

**Linda:** „Mutter, ich weiß es sehr zu schätzen, dass du mich wahrnimmst. Über das Thema Gewicht haben wir schon sehr oft gesprochen. Ich merke, dass du dir meinetwegen Sorgen machst und ich möchte dir vorschlagen, dass du dir keine Sorgen machen brauchst, denn ich bin gesund.“

**Virginia:** „Bleib damit in Kontakt, wie es sich anfühlt, dass ein Teil von dir diese heikle Wahrheit mit deiner Mutter geteilt hat – und zwar so, dass du ihre Gegenwart berücksichtigst.“ *(Verankern [6])*

**Linda:** „Es fühlt sich schizophren an. Ein Teil fühlt sich gut an und ein anderer hat Angst.“

**Virginia:** „Das letzte, das ich von dir will ist, dass du das Gefühl hast, etwas verändern zu müssen. Wenn es aber einen Teil in dir gibt, der auf die eine oder andere Art etwas verändern möchte, dann ist das auch in Ordnung.“ *(Wertschätzen [2])*

**Linda:** „Ich spüre Angst, loszulassen und Angst in Liebe zu transformieren.“

**Virginia:** „Gib mir ein Bild von deiner Angst.“ *(Imagination [6])*

**Linda:** „Wenn ich die Kommunikation mit meiner Mutter öffne, sodass wir uns Dinge sagen können, die schmerzhaft und verletzend sein werden.“

**Virginia:** „In Ordnung, ich denke, ich bekomme ein Gefühl dafür. Auf deiner Suche nach einer neuen Verbindung zu deiner Mutter empfindest du Angst, und sie könnte vielleicht sogar gerechtfertigt sein, denn die Situation könnte sich noch verschlechtern. Ist es das?" *(Reflektieren [2], Würdigen [2], Abklären [2])*

**Linda:** „Ja."

**Virginia:** „Bist du dir darüber im Klaren, dass du das alles nicht zu deiner Mutter sagen musst, sondern nur zu deinem Bild, das du von deiner Mutter hast?" *(Reframing [4])*

**Linda:** „Vom Kopf her schon, aber irgend etwas hindert mich daran, das umzusetzen."

**Virginia:** „Hier ist ein Kissen. Es steht für das Bild, das du von deiner Mutter hast. Erzähl dem Kissen von deinem ganzen Ärger und deiner Wut." *(Führen [5])*

**Linda:** „Ich möchte ihr sagen ..."

**Virginia:** „Sprich sie mit *du* an." *(Unterbrechen [5], Führen [5])*

**Linda:** „Du hast mir sehr weh getan ... dass du mich nicht nähren konntest und mich nicht einmal gebadet hast."

**Virginia:** „Schließe deine Augen und nimm Kontakt mit dir auf. Prüfe, ob es wirklich stimmt, dass deine Mutter dich nie gebadet hat." *(Anzweifeln [5])*

**Linda:** „Nun, vielleicht manchmal. Aber warum konnte sie mir keine Liebe geben? Ich war ein wunderbares, süßes Baby."

**Virginia:** „Woher hast du diesen Gedanken?" *(Glaubenssätze erforschen [3])*

**Linda:** „Ich weiß einfach, dass ich es war!"

**Virginia:** „Öffne deine Augen und sieh mich an und sieh diesen wundervollen Teil. *(Spiegeln [1], Verankern [6])*
[...] Deine Mutter wusste das auch." *(Unterrichten [3])*

**Linda:** „Ich weiß, dass sie es weiß. Sie hat es nur nie ausgedrückt."

**Virginia:** „Wie lange möchtest du dich noch selbst damit quälen, dass jemand anderes etwas in seinem Herzen trägt, es aber nicht rauslassen kann?" *(Bezug zur Person herstellen [4], Führen [5])*

**Linda:** „Ich würde es gerne sofort verändern."

**Virginia:** „Gibt es einen Teil in dir, der nicht glauben kann oder will, dass sie dich jemals geliebt hat?" *(Glaubenssätze erforschen* [3])

**Linda:** „Ein Teil von ihr liebte mich, mehr als ich glauben kann, und ein anderer Teil von ihr wollte mich zerstören."

**Virginia:** „Welcher Teil liebte dich?" *(Erforschen [3])*

**Linda:** „Ihr Herz."

**Virginia:** „Und welcher Teil wollte dich zerstören?" *(Erforschen [3])*

**Linda:** „Die Umstände, unter denen sie aufgewachsen ist."

**Virginia:** „Das ist großartig! Du weißt, was deine Mutter daran gehindert hat, das auszudrücken, was sie tief in ihrem Herzen empfunden hat! *(Verstärken [6])*

[...] Suche aus dem Publikum Mitspieler aus, die die Familie deiner Mutter darstellen. Stell sie so zueinander auf, wie es in der Familie deiner Mutter war.“ *(Arbeit mit Skulpturen [3])*

**Linda:** (Stellt den Vater auf, der die Mutter tritt, während die Kinder vor ihrem schimpfenden und wütenden Vater kauern.)

**Virginia:** „Wenn ich mir die Familie deiner Mutter ansehe, nehme ich sehr viel Scham wahr. Ich kann deine Mutter sagen hören: ‚Es ist eine Schande, dass du nicht mehr aus deiner Musikalität machst.‘ *(Unterrichten – darüber, wo die Wurzeln des kritischen Verhaltens der Mutter liegen [3])*

[...] Diese Szene gibt uns einen Eindruck und vermittelt uns ein Gefühl, wie es für deine Mutter war, als sie ein Kind war. Wenn wir in der Zeit etwas voranschreiten: Wie war dein Vater, als er deine Mutter kennen lernte und mit ihr zusammenkam?“ *(Erforschen [3])*

**Linda:** „Er war sehr lustig und hat gesungen. Er war von meiner Mutter fasziniert, da sie ganz normal war, katholisch und religiös.“

**Virginia:** „Gut, er hat von ihr nicht erwartet, dass sie locker und wild ist. Waren die Frauen in seiner Familie sehr locker?“ *(Erforschen [3])*

**Linda:** „Nein. Seine Eltern starben, als er noch sehr jung war. Er wurde von seinem älteren Bruder und dessen Frau großgezogen.“

**Virginia:** „War die Frau seines Bruders sehr locker?“ *(Erforschen [3])*

**Linda:** „Nein.“

**Virginia:** „Irgendjemand in dieser Familie muss sehr locker gewesen sein. So viel kann ich dir sagen!“ *(Unterrichten – über die Funktionen innerhalb des Systems) [3])*

**Linda:** „Ja, mein Vater! Er war ein wilder und verrückter Kerl!“

**Virginia:** „Gut. Ich möchte, dass du dir deine Eltern vorstellst. Dein Vater ist wild und sehr locker und deine Mutter sieht so aus, als ob sie die Integrität in Person ist. Kannst du dir vorstellen, dass dein Vater die Integrität deiner Mutter als eine große Stütze für sich selbst wahrgenommen hat? Und sie war von ihm fasziniert, da er Leben in ihr Dasein brachte. *(Unterrichten [3])*

(an den Darsteller von Lindas Vater gerichtet) Geh in die Familie ihrer Mutter hier auf der Bühne und rette sie von dieser Familie. Sing, während du das tust!“ *(Führen [5])*

(Der Darsteller des Vaters geht in die Skulptur der Familie der Mutter und nimmt die Darstellerin der Mutter aus der Skulptur heraus. Er führt sie zu einem anderen Platz auf der Bühne, wo sie singen und miteinander Spaß haben.)

[...] „Wenn du deine Eltern so siehst, was empfindest du dabei?“ *(Gefühle erforschen [3])*

**Linda:** „Die sind süß miteinander.“

**Virginia:** „Bleib bei diesem Gefühl. *(Verankern neuer Wahrnehmungen [6])*

[...] Was dein Vater nicht wusste ist, dass die Rigidität deiner Mutter über allem steht, sogar weit über ihrer Integrität. *(Unterrichten [3])*

[...] Was deine Mutter nicht wusste ist, dass die Lebensfreude deines Vaters konträr zu ihrem Bedürfnis nach Ordnung steht. Was also zu Beginn der Partnerschaft für beide Seiten sehr wichtig und hilfreich war, wurde im Laufe der Zeit zu einer immer enger werdenden Schlinge um den Hals. *(Unterrichten [3], Reframing [4])*

[...] Lass uns deine Brüder und Schwestern auch auf die Bühne holen. Wie viele Brüder und Schwestern hast du?" *(Arbeit mit Skulpturen [3])*

**Linda:** „Einen älteren Bruder und eine jüngere Schwester."

**Virginia:** „Gut. Dann wähl jemanden aus dem Publikum aus, den du für deinen Bruder und für deine Schwester aufstellst, so wie du sie im Verhältnis zu deinen Eltern wahrgenommen hast. Such auch jemanden aus, der für dich in der Familie steht." *(Arbeit mit Skulpturen [3])*

**Linda:** „Mein Bruder steht mit etwas Abstand zur Familie, mit dem Rücken zu den anderen und gesenktem Kopf."

**Virginia:** „Was ist mit deinem Bruder passiert?" *(Erforschen [3])*

**Linda:** „Er ist Alkoholiker."

**Virginia:** „Ja, irgendwas in die Richtung musste er tun. Wenn jemand Alkoholiker ist, bedeutet das nicht, dass er nicht intelligent oder nicht nett ist. In diesem Zusammenhang bedeutet es, dass er, wenn der Schmerz zu groß wird, trinkt, um sich selbst zu betäuben. *(Unterrichten [3], Reframing [4])*

[...] Was ist mit deiner Schwester?" *(Erforschen [3])*

**Linda:** „Sie lief von zu Hause weg. Dann wurde sie Mutter und lief vor ihrem Kind davon. Dann wurde sie Hippie und jetzt ist sie eine Wiedergeborene Christin."

**Virginia:** „Gut, und was hast du gemacht?" *(Erforschen [3])*

**Linda:** „Ich saß dazwischen und versuchte, alle glücklich zu machen?"

**Virginia:** „Hattest du damit wenigstens ein bisschen Erfolg?" *(Erforschen [3])*

**Linda:** „Oh, ja!"

**Virginia:** „Bleib einen Moment dabei. Wie fühlt sich das an?" *(Gefühle erforschen [3])*

**Linda:** „Es ist eine ziemliche Last."

**Virginia:** „In Ordnung. Darsteller, ich möchte, dass ihr eure Haltungen sehr überzeugend einnehmt und Geräusche und Bewegungen macht, so wie es sich für die jeweilige Rolle richtig anfühlt. *(Arbeit mit Skulpturen [3])*

[...] Und nun möchte ich, dass jeder für sich ein Gefühl der Dankbarkeit und Wertschätzung wahrnimmt. Dann atmet tief ein, dass sich eure Körper weiten, bis ihr wieder auf euren eigenen zwei Füßen steht und frei seid, euch zu bewegen. Seht euch um und tut, wozu ihr Lust habt (die Darsteller nehmen sich gegenseitig in den Arm).

[...] „Während du zugesehen hast, Linda, was hast du gesehen, dass passiert ist?“ *(Wahrnehmungen erforschen [3])*

**Linda:** „Angst, die in Liebe transformiert wurde.“

**Virginia:** „Sieh deine Mutter an. Sie hat sehr hart gearbeitet, war aber nicht so erfolgreich. Wenn du sie jetzt betrachtest, was für ein Gefühl hast du?“ *(Gefühle erforschen [3])*

**Linda:** „Wesentlich mehr Mitgefühl.“

**Virginia:** „Kannst du etwas näherkommen und sehen, wie sich das anfühlt?“ *(Führen [5])*

**Linda:** (Geht spontan auf ihre Mutter zu und umarmt sie.)

**Virginia:** „Sei dir bewusst, dass du die Lebenskraft deiner Mutter berührst. Was du vorher erlebt hast, war nur das Verhalten deiner Mutter, denn die Lebenskraft hatte keine Möglichkeit, sich auszudrücken.“ *(Verankern [6], Unterrichten [3], Reframing [4])*

(Nachdem Linda die Umarmung mit ihrer Mutter gelöst hat): „Wie war das für dich?“ *(Verankern [6])*

**Linda:** „Ich weiß nicht, ob ich es in Worte fassen kann. Es war sehr hilfreich. Ich habe mir sehnlichst gewünscht, anders mit meiner Mutter zu sprechen, wusste aber nicht, wie ich es anstellen sollte, da mir die Verbindung gefehlt hat.“

**Virginia:** „Kannst du dich selbst sehen, wie du es in der Zukunft tun wirst? *(Imagination [6])*

[...] Du hast einen anderen Ausdruck in deinem Gesicht und in deinen Augen. Das zeigt mir, dass sich in dir etwas verändert hat, dass du auf einer anderen Ebene bist. *(Verankern [6])*

[...] Ich weiß nicht, wie sich die Beziehung mit deiner Mutter entwickeln wird. Ich weiß aber, dass du deine Mutter mit anderen Augen wahrnehmen und sehen wirst. Sie wird dich auch nicht mehr mit denselben Augen sehen, denn du wirst verändert zu ihr kommen.“ *(Verankern [6], Unterrichten [3])*

**Linda:** „Ich habe das Gefühl, dass sich etwas verändert hat und ich denke, du hast recht: Ich werde meine Mutter mit anderen Augen sehen. Ich fühle mich klarer und bereiter, Liebe zu geben. Vielen Dank für das alles,Virginia. Es war sehr schön für mich.“

## Interview Connirae Andreas – Linda

Drei Jahre nach der Intervention hat Connirae Andreas (*NLP Comprehensive*) Linda interviewt, um die Wirkung von Virginia Satirs Arbeit zu überprüfen. Ein Teil dieses Interviews wird im Nachfolgenden wiedergegeben.

**Connirae:** „Ich möchte mich heute mit Ihnen darüber unterhalten, wie sich Ihre Arbeit mit Virginia Satir ausgewirkt hat."

**Linda:** „Die Arbeit war sehr interessant und hat einen tiefen Eindruck bei mir hinterlassen. Ich habe sie nicht vergessen und mit meinen Freunden darüber gesprochen. Sie hatte einen deutlichen Einfluss auf die Beziehung zu meiner Mutter, auf meine Arbeit ... Selbst wenn ich Eltern mit ihren Kindern beobachte, wird mir bewusst, was für einen Schatz sie mir geschenkt hat."

**Connirae:** „Die Arbeit hatte also sehr starke Auswirkungen?"

**Linda:** „Oh, ich werde es nie vergessen."

**Connirae:** „Wie hat sich Ihr Verhältnis zu Ihrer Mutter verändert?"

**Linda:** „Nun, nach der Sitzung habe ich sehr viel nachgedacht. Dabei wurde mir klar, dass ich ihr mit sehr viel mehr Mitgefühl begegnen konnte, für das, was sie durchgemacht hat. In mir hat sich etwas verändert, in der Art und Weise, wie ich sie wahrnehme und was ich ihr gegenüber empfinde."

**Connirae:** „Machen Sie denn heute im Kontakt mit Ihrer Mutter Dinge anders als früher?"

**Linda:** „Oh ja! Heute sehe ich vieles ganz anders. Ich hatte viele Möglichkeiten, mit ihr über ihr Leben zu sprechen. Einmal sagte sie mir sogar, dass ihr Vater heutzutage vermutlich wegen Kindesmisshandlung verhaftet würde.

Ich habe viele Einsichten über die Umstände gewonnen, unter denen sie aufgewachsen ist und warum sie mir gegenüber so kritisch war, denn ihr ist selbst einiges passiert. Sie hat mir in vielerlei Hinsicht ihr Herz geöffnet. Ein Stück weit fühle ich mich wie eine sehr gute Freundin, etwas, das ich mir nie hätte vorstellen können.

Nachdem ich selbst erfahren habe, wie Virginia Satir mit Klienten arbeitet, habe ich einige ihrer Techniken in die Beziehung zu meiner Mutter hineingenommen. Nach meiner Sitzung mit Virginia habe ich meine Mutter ganz viel gefragt. Wenn ich einen Tagesausflug machen wollte, habe ich sie gefragt, ob sie mitwolle, und während des Ausflugs habe ich sie über ihr Leben befragt. ‚Wie war dein Vater? Was für ein Mensch war er? Wenn du noch einmal die Wahl hättest, Kinder zu bekommen, würdest du dich wieder dafür entscheiden?' Ich habe versucht, ihren Antworten sehr genau zuzuhören. Es klingt vielleicht etwas verrückt, aber ich sagte mir: ‚Mensch

Linda, wenn du denkst, dass du es schwer hattest mit ihr als Mutter, dann stell dir vor, du hättest ihre Eltern gehabt. Sie hatte es wirklich sehr schwer. Ihre Eltern waren italienische Immigranten und sehr hart mit ihr."

**Connirae:** „Das hört sich so an, als wenn die Arbeit für Sie sehr positiv war?"

**Linda:** „Oh ja, das war sie."

**Connirae:** „Wahrscheinlich auch für Ihre Mutter?"

**Linda:** „Ich denke schon, aber da meine Mutter kein Mensch ist, der viel über solche Sachen spricht, weiß ich es nicht genau. Da sie sich aber mir gegenüber so weit geöffnet hat, vermute ich mal, dass es ihr ähnlich damit geht. Aber ich musste die Veränderungen machen. Ich habe lange darauf gewartet, dass meine Mutter den Schritt machen und auf mich zukommen würde. Ich habe immer gedacht: ‚Warum macht sie jetzt nicht dieses oder jenes?' Als ich mit Virginia Satir arbeitete, wurde mir klar, dass – wenn sich etwas ändern soll – ich diejenige bin, die etwas verändern kann und muss."

**Connirae:** „Das ist eine große Veränderung!"

**Linda:** „Ja, das ist es."

**Connirae:** „Sie erwähnten, dass die Arbeit mit Virginia Satir auch in anderen Bereichen Wirkung gezeigt hat. Können Sie davon etwas mehr berichten?"

**Linda:** „Ich arbeite als Lehrerin. Daneben arbeite ich als Beraterin und veranstalte Workshops für Eltern, Gemeindemitglieder und seit Neuestem auch Trainings für Highschool-Schüler und Jugendliche. In den Trainings können sie mit mir über ihre Eltern sprechen, denn Jugendliche sind in aller Regel unzufrieden mit ihren Eltern. Sie können darüber sprechen, dass ihre Eltern nicht zuhören, an ihnen herumkritisieren und sie nie dafür loben, wenn sie etwas richtig machen. Ich habe mich schon selbst dabei beobachtet, wie ich einige von den Tricks, die Virginia Satir angewendet hat, selbst verwende, wenn ich z.B. sage: ‚Weißt du, vielleicht bist du derjenige, der zuerst mit deiner Mutter sprechen muss. Möglicherweise musst du sehr lange darauf warten, dass deine Mutter dir sagt, wie sehr sie dich mag und wie stolz sie auf dich ist, denn vielleicht kann sie es nicht. Vielleicht musst du ihr sagen, wie froh du bist über die Dinge, die sie für dich tut.'"

**Connirae:** „Sie geben also das, was Sie gelernt haben, an andere weiter. Das ist großartig! Gibt es noch etwas, das Sie gerne über Virginia Satirs Arbeit sagen möchten?"

**Linda:** „Die Erfahrung, so offen zu sein und den Teil in mir ans Licht zu holen, war wunderbar. Das werde ich nie vergessen. Wie sie mit Menschen umgeht, trage ich in mir und trage es auch weiter, wie sie Respekt und Würde zwischen Menschen herstellt. In meiner Arbeit versuche ich, Jugendliche und Erwachsene zusammenzubringen und an ihren Beziehungen zu arbeiten. Die Erwachsenen hören den Jugendlichen oft nicht zu oder geben ihnen keinen Raum. Dabei wende ich einige der

Dinge an, die ich bei Virginia Satir gelernt habe, um ihnen zu helfen, sich auf einer Ebene zu begegnen."

**Connirae:** „Danke, dass Sie bereit waren, uns von Ihren Erfahrungen und Eindrücken mit Virginia Satirs Arbeit zu berichten."

# Zusammenfassung

Das Virginia Satirs Arbeit zugrunde liegende Menschenbild baut auf fünf grundlegenden Annahmen auf:

1. Die Stärkung des Selbstwertes ist die Grundlage für die Entwicklung kongruenten Verhaltens.
2. Förderung ist eine wichtige Voraussetzung für Wachstum.
3. Bewusstheit ist der erste Schritt zur Veränderung.
4. Akzeptanz der eigenen Person und anderer ist für den Heilungs- bzw. Entwicklungsprozess entscheidend.
5. Veränderung ist immer möglich.

Virginia Satirs Arbeit ist durch ein hohes Maß an Flexibilität und Elastizität gekennzeichnet, vergleichbar einem Tanz. Wenn sich zwei Tänzer zur Musik bewegen, haben beide ihre Ideen und Gefühle, aus denen die Bewegungen resultieren. Die Musik stellt das Verbindende zwischen ihnen her, sodass sie gemeinsam etwas Schönes erschaffen können.

Virginia Satir hat sich mit ihrer ganzen Person in den therapeutischen Prozess eingebracht und war bereit, sich auf den zwischen ihr und dem Klienten (bzw. System) entstehenden Fluss einzulassen. Die Grundvoraussetzung dafür war, dass sie ganz im Fühlen und Handeln aufging. Das hier vorgestellte Modell soll zeigen, dass die Magie, von der oft im Zusammenhang mit Virginia Satirs Arbeit gesprochen wird, auf einer Vielzahl von verschiedenen Techniken aufbaut. Diese Techniken sind erlernbar. Hat ein Therapeut die Techniken soweit verinnerlicht, dass er sich ganz auf den Klienten, das System und den Prozess einlassen kann, kann auch bei ihm diese Magie entstehen – in dem Moment, in dem er ganz im Fühlen und Handeln aufgeht. Dazu möchte das in diesem Buch vorgestellte Modell einen Beitrag leisten.

Die einzelnen Phasen mit den ihnen jeweils zugeordneten Techniken sollen zum Abschluss noch einmal kurz zusammenfassend dargestellt werden.

### Phase I: Kontakt aufnehmen

**Kontakt herstellen:** Über die Haltung, Berührungen und die Nähe des Körpers kann ein Kontakt auf der physischen Ebene hergestellt werden.
**Begleiten:** Über die besondere Aufmerksamkeit und die Zeit, die jeder anwesenden Person gewidmet wird, wird auf der emotionalen Ebene ein Kontakt hergestellt.

**Spiegeln:** Durch den Augenkontakt, den Gesichtsausdruck, die Stimme und die Berührungen wird die Wertschätzung für jeden einzelnen Menschen widergespiegelt.
**Beobachten:** Durch Beobachtung von Körpersignalen bekommt der Therapeut Zugang zu den Gefühlen und Interaktionsmustern jedes Einzelnen und auch des gesamten Systems.

## Phase 2: Wertschätzung

**Würdigen:** Die Anstrengungen und Schmerzen des Klienten, sich selbst zu helfen und eine Lösung zu finden, werden gewürdigt.
**Versichern:** Der Glaubenssatz, dass es der Wunsch eines jeden Menschen ist, in einer bestimmten Situation immer das Bestmögliche zu tun, mit Leben gefüllt.
**Bestätigen:** Es geht um die Bestätigung von positiven Veränderungen und das Recht darauf, Gefühle und Bedürfnisse zu haben.
**Hervorheben der Individualität:** Jede anwesende Person wird mit ihrem Namen angesprochen und nicht nur auf eine Rolle innerhalb des Systems reduziert. Indem betont wird, dass jeder Mensch eine eigene Sicht auf die Dinge und dementsprechend auch eine eigene Wahrnehmung hat, wird ebenfalls die Individualität hervorgehoben
**Hoffnung erzeugen:** Zum Ausdruck bringen, dass eine Veränderung möglich ist.
**Reflektieren:** Das Verständnis für die Position und/oder die Gefühle eines anderen Menschen artikulieren.
**(Ab)klären:** Sich die ausgedrückten Gefühle und/oder Bedeutungen mit dem eigenen Bild abklären bzw. sich erklären lassen.
**Übersetzen:** Angebote machen, um die versteckten Botschaften, die hinter einer Aussage liegen, an die Oberfläche zu holen.

## Phase 3: Bewusstsein erzeugen

**Informationen sammeln:** Detaillierte Informationen über die gesamte Familiengeschichte einholen, bis hin zu den Großeltern.
**Pendeln:** Hin- und Herbewegung in der Exploration der Familiengeschichte zwischen der Vergangenheit, der Gegenwart und gegebenenfalls auch der Zukunft.
**Unterrichten:** Informationen an die Anwesenden über universelle Prinzipien des Menschseins und über nicht sofort offensichtliche Prozesse geben.
**Zirkuläres Fragen:** Eine Person befragen, wie sie die Interaktion zweier anderer Personen des Systems wahrnimmt.
**Vom Problem zum Prozess wechseln:** Zum Coping-Prozess wechseln, also den Fokus auf die Möglichkeiten und die Bewegung nach vorne lenken – weg vom Problem.

**Dysfunktionale Prozesse identifizieren:** Herausarbeiten, auf welche Art jemand interpersonal oder intrapersonal nicht adäquat reagiert und somit ein gesundheitsschädigendes Verhalten zeigt.
**Arbeit mit Skulpturen:** Die Personen werden so zueinander aufgestellt, wie sie die wahrgenommene Beziehung repräsentieren. Dies kann in Form einer Skulptur (statisch) geschehen oder als Bewegung.
**Erforschen:** Menschen dahin führen, dass sie ihre Wahrnehmungen, Interpretationen, Gefühle, Erwartungen, Glaubenssätze, Bedürfnisse, Hoffnungen und Sehnsüchte wahrnehmen und erforschen.

## Phase 4: Akzeptanz herstellen

**Normalisieren:** Die Klienten sollen verstehen, dass das, was sie empfinden, normal und menschlich ist.
**Bezug zur Person herstellen:** Den Fokus vom Außen auf das Innen richten, also auf die Person selbst.
**Brücken schlagen:** Gemeinsamkeiten zwischen zwei oder mehreren Menschen hervorheben.
**Reframing:** Die Interpretation einer Situation oder eines Verhaltens wird vom Negativen zum Positiven verändert, erhält einen neuen Rahmen.
**Einen Vertrag abschließen:** Sich nach der Bereitschaft erkundigen, gemeinsam etwas Neues auszuprobieren, etwas anders zu machen, sich einen Vorschlag anzuhören etc.

## Phase 5: Veränderungen herbeiführen

**Unterbrechen:** Dysfunktionale Prozesse unterbrechen, damit sie nicht noch mehr trainiert werden.
**Herausfordern/Anzweifeln:** Aussagen von Menschen anzweifeln, um sie zu den notwendigen Veränderungen zu bewegen.
**Spezifizieren:** Menschen helfen, klarer und deutlicher zu kommunizieren.
**Vorbild sein:** Selbst ein Modell für effektives und kongruentes Kommunizieren geben.
**Regeln brechen:** Übungen so gestalten, dass in diesem Rahmen mehr oder weniger spielerisch die dysfunktionalen Familienregeln gebrochen werden können. Das ermöglicht die Erfahrung, dass das Leben weitergeht und dass es andere Verhaltensmöglichkeiten gibt.
**Führen:** Den Klienten Anweisungen geben oder Vorschläge machen, wie sie Veränderungen vornehmen können.
**Dialoge aktivieren:** Den Klienten direkte Anweisungen geben, wie sie miteinander kommunizieren sollen, von Angesicht zu Angesicht.

**Das Beschuldigen beenden:** Den Fokus nicht länger auf den Beschuldigten richten und mit den Wahrnehmungen, Interpretationen und Gefühlen desjenigen arbeiten, der beschuldigt.

**Unterscheiden:** Dem Klienten behilflich sein, realistischere, nicht durch die Kindheit eingefärbte Erwartungen an sich selbst und seine Umwelt zu haben.

## Phase 6: Veränderungen verankern

**Verstärken:** Veränderungen positiv begleiten und unterstützen, durch Worte, Berührungen, Mimik und Stimmlage.

**Verankern:** Signifikante Veränderungen von Wahrnehmungen, Gefühlen, Glaubenssätzen und Verhaltensweisen untermauern.

**Imagination:** Die Klienten fragen, ob sie sich vorstellen können, wie sie zukünftig Veränderungen in ihr Verhalten integrieren.

# Anhang I – Hilfe zur Ermittlung von Familienregeln

Das Akronym FACADE soll Therapeuten bei der Ermittlung von Familienregeln helfen. Jeder Buchstabe steht für wesentliche Bereiche innerhalb des Familiensystems. Das Wort facade* (Fassade, Maske) deutet zudem auf das Wesen von Dysfunktionalität hin: Unehrlichkeit.

**F** *Freedom and Fun (Freiheit und Freude)*
Inwieweit werden in der Familie die fünf Freiheiten (zu sehen und zu hören, was tatsächlich passiert; zu denken und zu fühlen, was man fühlt; zu sagen, was man denkt und was man fühlt; seine Bedürfnisse auszudrücken und Risiken einzugehen) gelebt? Welches sind die Überlebensregeln und -rollen, die die persönlichen Freiheiten der einzelnen Mitglieder einschränken? Leben Familienmitglieder die Projektionen von anderen aus und werden somit daran gehindert, ihr eigenes Leben zu leben und sich eigenständig zu entwickeln? Woran hat die Familie Freude? Was macht den Familienmitgliedern Spaß?

**A** *Acceptance, Attention, Affection and Appreciation (Akzeptanz, Aufmerksamkeit, Zuneigung und Wertschätzung)*
Werden die einzelnen Familienmitglieder akzeptiert und erfahren sie für ihre Art zu sein aktiv Wertschätzung? Fühlen sie sich der Familie zugehörig? Wie viel Zeit und Aufmerksamkeit widmen die Eltern den Kindern? Wie stark ist die Zuneigung zwischen den Familienmitgliedern? Haben die Kinder das Gefühl, geliebt zu werden, wertvoll und der Mühe wert zu sein? Wie sehr unterstützen sich die einzelnen Mitglieder gegenseitig? Wie wird mit Sexualität umgegangen?

**C** *Communication and Change (Kommunikation und Veränderung)*
Wie ehrlich, respektvoll und achtsam ist die Kommunikation? Werden Informationen klar, offen, direkt und spezifisch gegeben? Wie werden Informationen aufgenommen? Welche Coping-Stile werden angewandt? Werden die Kinder unterstützt und ermutigt, neue Fertigkeiten auszuprobieren und zu lernen? Werden sie unterstützt und ermutigt, etwas zu riskieren? Werden sie in ihren Bemühungen unterstützt? Haben die Kinder Wahlmöglichkeiten? Ist eine dem Alter entsprechende Form der Problembewältigung möglich? Wie reagieren die Eltern auf die sich ver-

* Der englische Begriff *facade* ist in der Übersetzung beibehalten worden, da bei einer Eindeutschung der inhaltliche Zusammenhang zu den einzelnen Begrifflichkeiten verloren gegangen wäre (Anm. d. Ü.).

ändernden Bedürfnisse ihrer Kinder? Wie offen sind die Ehegatten, etwas über sich selbst und über den Partner zu erfahren?

**A** *Anger (Ärger, Wut)*
Wie wird mit Ärger umgegangen? Offen oder versteckt? Respektvoll oder ohne Respekt?

**D** *Differences, Direction and Developmental Stage (Differenzen, Unterschiede, Anweisungen und Entwicklungsstadium)*
Werden individuelle Unterschiede wahrgenommen und erfahren sie eine angemessene Wertschätzung, oder werden sie negiert und übergangen? Werden die Mitglieder für ihre Einzigartigkeit geschätzt? Wie wird mit Unstimmigkeiten umgegangen? Wie werden in der Familie Entscheidungen getroffen? Wie werden beschlossene Pläne umgesetzt? Werden den Kindern Anweisungen gegeben? Werden ihnen angemessene Grenzen gesetzt? Werden sie beschützt? Sind die Grenzen so gesetzt, dass sie die Würde der Kinder achten? In welchem Entwicklungsstadium befindet sich die Familie?

**E** *Esteem, Equality, Expectations and Enmeshment (Achtung, Gleichheit, Erwartungen und Verstrickungen)*
Auf welchem Level ist der Selbstwert der einzelnen Familienmitglieder? Wie wird der Selbstwert ausgedrückt? Wird der Selbstwert erhöht oder verringert? Wie sehen die Machtverhältnisse zwischen den Ehepartnern aus? In welcher Weise zeigt sich Macht zwischen Eltern und Kindern? Was erwarten die Ehepartner voneinander als Partner und als Eltern? Welche Erwartungen haben sie an ihre Kinder? Sind diese angemessen? Wie klar sind die Grenzen innerhalb und außerhalb der Familie? Wird den einzelnen Familienmitgliedern eine Autonomie zugebilligt oder wird für Einzelne oder für alle Mitglieder gesprochen, gedacht und gefühlt?

# Anhang 2 – Paarfragebogen zur Erhebung der Familiengeschichte

Wie sind Ihre Eltern mit Konflikten umgegangen?

Wenn es ein Problem in der Familie gab, musste dann auch ein Schuldiger oder ein Fehler gefunden werden, der dafür verantwortlich war?

Wie liefen Entscheidungsfindungsprozesse in Ihrer Familie ab?

Wie sind Ihre Eltern mit Ärger und Wut umgegangen? Mit der eigenen Wut, der des Partners und mit Ihrer kindlichen Wut?

Wie sind Ihre Eltern mit Trauer, Kummer und Verlust umgegangen? Hatten Sie als Kind Tiere, die gestorben sind? Wenn ja, wie wurde mit diesem Verlust umgegangen?

Wie sind Ihre Eltern mit Angst umgegangen? Welche Informationen erhielten Sie als Kind über Menschen, die nicht zur Familie gehörten? Galt die Welt als gefährlicher Ort? Hat man Sie bestärkt oder eher entmutigt, Risiken einzugehen?

Hatte Ihre Familie Spaß und Freude zusammen? Wenn ja, wann und in welchen Situationen?

Wie sind Ihre Eltern mit Veränderungen umgegangen?

Haben Ihre Eltern sich gegenseitig ihre Zuneigung und ihre Gefühle gezeigt? Wenn ja, wie?

Wie wurde mit Grenzen bezüglich der Privatsphäre der Familienmitglieder umgegangen, wie z.B. mit der des Elternschlafzimmers oder des Badezimmers? Wie wurden diese Grenzen deutlich gemacht?

Wer hat die elterliche Verantwortung getragen? (Das kann auch Kinder beinhalten.)

Wie würden Sie den Selbstwert eines jeden Elternteils beschreiben?

War es während Ihrer Kindheit in Ordnung, wenn Sie Ihre Gefühle und Gedanken äußerten?

War es in Ordnung, wenn Sie Ihre Bedürfnisse äußerten?

Welche Ihnen bewussten Regeln gab es in Ihrer Familie? (Regeln sind meistens nonverbale Nachrichten, die wir empfangen und die uns sagen, wie wir uns zu verhalten haben.)

Welche Strafen setzten Ihre Eltern ein?

Gab es Missbrauch in Ihrer Familie? (Missbrauch beinhaltet: beschimpft werden, körperlicher Gewalt ausgesetzt sein, zweideutige Blicke, unangemessene Berührungen, Geschlechtsverkehr und Vergewaltigung)

Wurden Sie vernachlässigt? (Vernachlässigung kann ein Zuwenig an Aufmerksamkeit und Unterstützung sein, aber auch die nicht ausreichende Bereitstellung von Nahrung, räumlichem und körperlichem Schutz und Gesundheitsversorgung.)

War eines der Mitglieder Ihrer Familie, inklusive Ihrer Großeltern, in irgendeiner Form abhängig? (Unter Abhängigkeit versteht man ein dem Organismus schadendes und ihn zerstörendes Verhalten, welches sich auch auf die sozialen Beziehungen negativ auswirkt.)

Sind Sie sich irgendwelcher Familiengeheimnisse bewusst? Wenn ja, wann und wie haben Sie über sie erfahren?

## Anhang 3 – Gebräuchliche dysfunktionale Glaubenssätze

Ich habe keine Wahl.
Ich habe viele Fehler.
Ich war ein Irrtum.
Ich bin eine Last.
Ich bin anders als andere Menschen.
Ich bin doof.
Ich bin nicht liebenswert.
Ich bin wertlos.
Ich bin unzulänglich.
Ich gehöre hier nicht her.
Ich mache immer alles falsch.
Es ist nicht in Ordnung, dass ich wahrnehme, was passiert.
Es ist nicht in Ordnung, dass ich meinen Wahrnehmungen traue.
Es ist nicht in Ordnung, anderen zu vertrauen.
Es ist nicht in Ordnung, dass ich etwas fühle.
Es ist nicht in Ordnung, dass ich wütend bin.
Es ist nicht in Ordnung, dass ich Angst habe.
Es ist nicht in Ordnung, dass ich sage, was ich denke und fühle.
Es ist nicht in Ordnung, dass ich Bedürfnisse habe.
Es ist nicht in Ordnung, dass ich meine Bedürfnisse äußere.
Es ist nicht in Ordnung, dass ich um Hilfe bitte.
Es ist nicht in Ordnung, dass ich Risiken eingehe.
Es ist nicht in Ordnung, dass ich anders bin als die anderen.
Veränderungen müssen vermieden werden.
Wenn es ein Problem gibt, muss es auch einen Verursacher und damit einen Schuldigen geben.
Für alles gibt es den einen richtigen Weg, es zu tun.
Es gibt nur vier Leitlinien im Leben: gut oder schlecht und richtig oder falsch.
Es ist unmöglich, es Frauen recht zu machen.
Männern/Frauen kann man nicht trauen.
Männer müssen dominant und Frauen unterwürfig sein.
Gefühle diktieren das Verhalten.
Sexualität und die dazugehörigen Gefühle sind schmutzig.
Wahre Liebe heißt, dass man die Bedürfnisse des Partners intuitiv kennt.

Alles, was Männer wollen, ist Sex.

Sexuelle Zurückweisung ist gleichbedeutend mit einer Zurückweisung der ganzen Person.

Dominanz ist der einzige Weg, sich gut zu fühlen.

Vertrauen heißt Enttäuschung.

Wahrnehmung ist gleichbedeutend mit Realität.

Man sollte immer das tun, was von einem erwartet wird.

Etwas falsch zu machen heißt wertlos zu sein.

Das Leben muss ein Kampf sein.

Die Kinder sind verantwortlich für die Leiden der Eltern.

Die Kinder bekommen alles mit, was ihre Eltern tun.

Es gibt immer die perfekte Lösung und die muss gefunden werden.

Kinder sind für ihr sexuelles Verhalten gegenüber den Erwachsenen verantwortlich.

Menschen, die sexuell missbraucht wurden, sind nicht mehr vollwertig.

Abhängigkeit kann mit Willenskraft kuriert werden.

Familienmitgliedern und Freunden gegenüber muss man loyal sein, egal was sie einem getan haben.

Intelligenz ist ein Nachweis für Wert.

Man muss immer und überall zu 100 % kompetent sein.

Es ist nicht in Ordnung, sich gut zu fühlen.

Es ist nicht in Ordnung, erleichtert zu sein.

Es ist nicht in Ordnung, stolz auf sich zu sein.

# Anhang 4 – Weit verbreitete Sehnsüchte

Die meisten Menschen sehnen sich danach,

- geliebt zu werden,
- liebenswert zu sein,
- Wertschätzung zu erfahren,
- es wert zu sein,
- wichtig zu sein,
- Aufmerksamkeit zu erhalten,
- akzeptiert zu werden,
- sich bewähren zu können,
- geschätzt zu werden,
- wahrgenommen zu werden,
- berührt zu werden,
- dazuzugehören,
- Teil von einem Ganzen zu sein,
- verstanden zu werden.

# Literatur

**Bücher**

Carkhuff, Robert & Anthony, William (1979). *The Skills of Helping.* Amhurst: Human Resource Developement Press.

Satir, Virginia (1975). Your Many Faces. Millbrae: *Celestial Arts*; deutsch: *Meine vielen Gesichter.* München, Kösel 1988.

Satir, Virginia (1976). Making Contact. Millbrae: *Celestial Arts*; deutsch: *Mein Weg zu dir.* München, Kösel 1989.

Satir, Virginia (1983[3]). *Conjoint Family Therapy.* Palo Alto: Science and Behavior; deutsch: *Familienbehandlung.* Freiburg, Lambertus 1994[9].

Satir, Virginia (1988). *The New Peoplemaking.* Palo Alto: Science and Behavior; deutsch: *Kommunikation, Selbstwert, Kongruenz.* Paderborn, Junfermann 2004[7].

Satir, Virginia & Baldwin, Michelle (1983). *Satir Step by Step.* Palo Alto: Science and Behavior; deutsch: *Familientherapie in Aktion.* Paderborn, Junfermann 2004[7].

Schwab, Johanna (1990). *A Resource Handbook for Satir Concepts.* Palo Alto: Science and Behavior.

**Filme (Videos und DVDs)**

Satir, Virginia (1983). *Blended Family with a troubled Boy.* Kansas City, Missouri: Golden Triad Film.

Satir, Virginia (1986). *Promise and Delivery.* Chico: Walter Zahnd & Anterra, Inc.

Satir, Virginia (1990). *Forgiving Parents.* Boulder: NLP Comprehensive.

Satir, Virginia (1990). *Self-Worth.* Boulder: NLP Comprehensive.

**Sharon Loeschen**, M.S.W. (Masters Degree in Social Work), L.C.S.W. (Licensed Clinical Social Worker) ist klinische Sozialarbeiterin und Dozentin. Sie arbeitet als Psychotherapeutin für den Family Service in Long Beach, Californien, und unterrichtet an der *California State University of Long Beach* im Graduiertenprogramm Ehe- und Familientherapie.

Für ihre Arbeit wurde sie vom *Family Service* mit dem „Professional Excellence Award" und von *The Virginia Satir Global Network* mit dem „Living Treasure Award" ausgezeichnet.

Sie ist Autorin weiterer Bücher über Virginia Satir: „Systematic Training in the Skills of Virginia Satir" und „Enriching Your Relationship with yourself and Others".

**Gundolf Strehl** ist Diplompsychologe, mit den Schwerpunkten klinische Psychologie und Kinderdiagnostik. Er arbeitet therapeutisch nach dem systemischen Ansatz von Virginia Satir. Seine Arbeitsschwerpunkte sind die Arbeit mit Kindern mit einem AD(H)S und mit deren Familien, die Diagnostik von Kindern und Therapie mit Kindern und Jugendlichen und deren Familien. Er ist zertifizierter Trainer des Programms „Enriching your Relationship with yourself and others", das auf der therapeutischen Arbeit Virginia Satirs aufbaut. Zur Zeit lebt er mit seiner Frau in Argentinien. Nach dem Studium arbeitete er zunächst in Berlin in einer Kinder- und Jugendpsychiatrischen Praxis. Im Anschluss war er mehrere Jahre in einem privaten, interdisziplinären Förderzentrum in Vechta, Niedersachsen tätig.

**The Virginia Satir Global Network** wurde 1977 von Virginia Satir unter dem Namen *AVANTA The Virginia Satir Network* gegründet. Der Leitgedanke ist, heile Beziehungen zu schaffen, basierend auf den Lehren Virginia Satirs. *The Virginia Satir Global Network* ist mittlerweile auf fast allen Kontinenten mit Institutionen zur Vermittlung von Virginia Satirs therapeutischem Wissen vertreten.
Weitere Informationen: http://www.avanta.net oder office@avanta.net.

# Stichwortverzeichnis


**A**

Ablenken 54
Achtung 31f, 41
Akzeptanz 14f, 22, 41, 68, 71, 73, 106
Anerkennung 92
Anklagen 54
Ansatz, lösungsorientierter 91
Ärger 62, 111
Atem 62
Aufmerksamkeit 110
Autonomie 111

**B**

Bedürfnisse 64
Beobachtung 48, 53
Beschuldigen 84
Beschwichtigen 53
Bewegungsfreiheit 33
Bewusstheit 22, 106

**C, D**

Charakteristika 43
Coping-Stile 110
Coping-Strategien 21, 43, 55
Dialog 83
Dynamik 17, 19
Dysfunktionalität 110

**E**

Einzigartigkeit 20
Eisberg-Modell 58, 66
Energien, gebundene 32
Entscheidung 89
Entwicklung 18
Erfahrungen 67
Erwartungen 63, 78, 89

**F**

Familiengeheimnisse 44
Familiengeschichte 43ff, 46
Familienregeln 43f, 81
Familiensystem 110
Familientabus 39
Filter 67
Förderung 106
Fragen, zirkuläres 48
Fremdakzeptanz 21
Freude 110
Führung 76, 82

**G**

Ganzheit 15
Gefühle 21, 25, 53, 61f, 67
Gemeinsamkeiten 71
Gesundheit 55
Glaubenssätze 21, 25, 43, 62f, 67, 78
Grenzen 111
Grundhaltung, positive 39

**H**

Haltung, wertungsfreie 16
Handlungsfähigkeit 50
Handlungsmöglichkeiten 82, 91
Heilung 18, 68, 106
Hoffnung 34, 36, 64
Humor 69, 73

**I**

Imaginationen 94
Individualität 35
Individuum 58
Integration 93f
Interpretationen 59

**K**

Kindesmisshandlung 103
Kindheit, frühe 65, 89
Kommunikationshaltungen 55
Kommunikationsstile 53, 55
Konfrontation 16
Kongruenz 17, 55
Kontakt 20, 25f, 28, 103

Körper 57, 61
Kreativität 39

**L, M**

Lebensenergie, universelle 13
Liebe 92
Lust 62
Machtverhältnisse 111
Menschenbild 13, 106
Mitgefühl 103
Modell 19, 26, 37f, 84
Muster 89

**N, O, P**

Normalisierung 69
Offenheit 41
Pendeln 46
Persönlichkeitsanteil 16
Philosophie 13, 19
Problem 50
Projektionen 59, 67
Prozess 19, 50, 52, 77, 80

**R**

Rationalisieren 54
Reaktion, körperliche 26, 29
Reflektieren 37
Reframing 73
Respekt 104, 111
Ressourcen 13f

**S**

Schmerz 18
Schuldzuweisungen 15
Sehnsucht 25, 65, 67, 89, 92
Selbst, Ebenen des 58
Selbstwert 13f, 19, 21, 106, 111
Sicherheit 43
Skulptur 38, 53, 57
Spezifizierung 79
Stagnation 50
Status quo 16f
System 35, 37, 41, 48, 53, 68, 74, 76f

**T, U**

Tabubruch 39
Techniken 22
Therapieprozess 31
Überlebensregeln 110
Übertragungen 59
Übung 21
Unstimmigkeiten 111
Unterschiede 111

**V**

Veränderung 14, 16f, 34, 57, 67, 74, 83, 106
Verankerung 93
Verantwortung 50
Verhalten, kongruentes 16, 29
Verhaltensmuster 16, 29, 46, 57, 91
Verhaltensweisen 21f, 47, 81
Versicherung 33
Verstärker 92
Vertrag 74, 82
Vertrauensbasis 74
Vorbildfunktion 80

**W–Z**

Wachstum 14, 106
Wahlmöglichkeiten 74, 110
Weiterentwicklung 76
Wertschätzung 20, 27, 31ff, 38, 41, 110
Widerstände 76
Wie-Fragen 50
Würde 104
Wut 62
Zusammengehörigkeitsgefühl 39

# NOTIZEN

# NOTIZEN

# NOTIZEN

# NOTIZEN

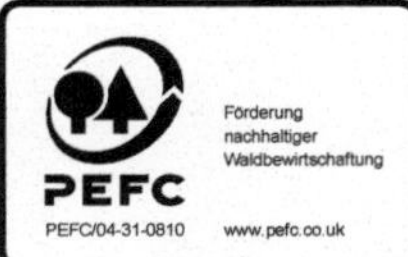




Junfermann Verlag GmbH, Driburger Straße 24d, D-33100 Paderborn, Tel.: +49 5251 1344-0, E-Mail: infoteam@junfermann.de